医万个为什么——全民大健康医学科普丛书

笑口常开话口腔

——口腔疾病科普问答

胡三元　总主编
张卫东　尹新芹　主　编

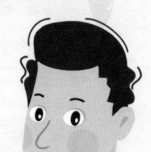

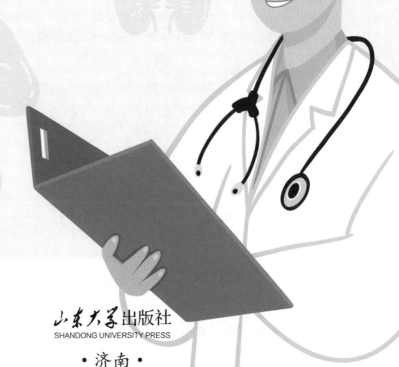

山东大学出版社
SHANDONG UNIVERSITY PRESS
·济南·

图书在版编目（CIP）数据

笑口常开话口腔：口腔疾病科普问答/张卫东，尹新芹主编.—济南：山东大学出版社，2024.5

（医万个为什么：全民大健康医学科普丛书/胡三元主编）

ISBN 978-7-5607-8174-7

Ⅰ.①笑… Ⅱ.①张… ②尹… Ⅲ.①口腔疾病—诊疗—问题解答 Ⅳ.①R78-44

中国国家版本馆 CIP 数据核字（2024）第 050880 号

策划编辑　徐　翔
责任编辑　毕玉璇
封面设计　王秋忆
录　　音　刘新泽

笑口常开话口腔

XIAOKOU CHANGKAI HUA KOUQIANG

——口腔疾病科普问答

出版发行　山东大学出版社
社　　址　山东省济南市山大南路 20 号
邮政编码　250100
发行热线　(0531)88363008
经　　销　新华书店
印　　刷　济南乾丰云印刷科技有限公司
规　　格　720 毫米×1000 毫米　1/16
　　　　　12.75 印张　216 千字
版　　次　2024 年 5 月第 1 版
印　　次　2024 年 5 月第 1 次印刷
定　　价　78.00 元

《笑口常开话口腔——口腔疾病科普问答》
编委会

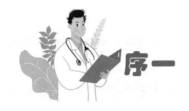

新时代医者的使命担当

——为百姓打造有温度的医学科普

党的二十大报告指出，人民健康是民族昌盛和国家富强的重要标志，要把保障人民健康放在优先发展的战略位置，完善人民健康促进政策。

"科技创新、科学普及是实现创新发展的两翼，要把科学普及放在与科技创新同等重要的位置。"习近平总书记这一重要论述，为新时代医者做好医学知识普及工作指明了前进方向、提供了根本遵循，那就是传播健康理念，力求让主动健康意识深入人心。

"科普，从病人中来，到百姓中去。"山东省研究型医院协会响应国家"全民大健康""科普创新"等一系列战略规划，借助实力雄厚的专家团队，在山东大学出版社的牵头下编纂的"医万个为什么——全民大健康医学科普丛书"问世了。丛书以向人民群众普及医学科学知识，提高全民科学素养和健康水平为根本宗旨，不仅可以在人们心中种下健康素养的种子，还能将健康管理落到实际行动上，让科普成为个人的"定心丸"，成为医生的"长效处方"，进而成为全民大健康的"防护网"。

传递医学科普，是一种社会责任。医道是"至精至微之事"，习医之人必须"博极医源，精勤不倦"，此为专业之"精"；有高尚的品德修养，以"见彼苦恼，若己有之"感同身受的心，策发"大慈恻隐之心"，进而发愿立誓"普救含灵之苦"，这是从医情怀。有情怀，才有品位；有情怀，才有坚持。国际上，很多医学大家也是科普作家。例如哈佛医学院教授、外科医生阿图·葛文德所写的《最好的告别》，传递出姑息治疗的新思路。世界著名的顶级学术期刊《自然》(*Nature*)《科学》(*Science*)创立之初,就秉持科普色彩,直至今日,很多非专业读者仍醉心其趣味性和准确性。在我国,越来越多的医学专家和同仁也开始重视科普宣教,经常撰写科普作品,参加科普访谈,助力科普公益活动,引领大家的健康生活理念,加强疾病预防。

杏林春暖,有百姓健康相托,"医万个为什么——全民大健康医学科普丛书"创作团队带着一份责任和义务,集结100多个医学专业委员会,由百余位医学名家牵头把关,近千名医学一线人员编写,秉持公益科普的初心和使命,以心血成此科普丛书。每一本书里看似信手拈来的从容,都是医者从医多年厚积薄发的沉淀。参与创作的医者们带着情怀和担当参与到这项科普工程中,他们躬身实践、博采众长、匠心独运,力求以精要医论增辉杏林。

创作医学科普,是一种专业素养。生命健康,是民生大事。医学科普,推崇通俗,但绝不能低俗。相比于自媒体时代各种信息、谣言漫天飞的现象,这套丛书从一开始的定位就是准确性和科学性,绝不可有似是而非的内容。在内容准确性和科学性的基础上,还力求语言通俗易懂。为此,本系列丛书借鉴"十万个为什么"科普丛书,采取问答形式,就百姓关心的健康问题答惑释疑,指导人们如何科学防治疾病。上到耄耋老者,下至认字孩童,皆能读得懂、听得进,还能用得上,力倡"每个人是自己健康第一责任人"。

推广医学科普,是一种创新传播。科普,不是孤芳自赏,一定要能够打动人心、广泛传播。这就要求有创新、有温度的内容表达方式和新颖的传播形式。内容上,本套丛书从群众普遍关心的问题出发,突出疾病预防,讲述一些常见疾病的致病因素,让读者了解和掌握疾病的预防知识,尽量做到不得病、少得病,防患于未然。一旦得了病,也能做到早发现、早确诊,不贻误病情和错失救治良机。在传播方式上,为了方便读者高效利用碎片化时间,也为了让读者有更多获取健康知识的途径,本套丛书在制作时把每部分内容都录制成音频,扫码即可听书。为保证科普的系统性,丛书以病种划分为册,比如《心血管疾病科普问答》《内分泌与代谢疾病科普问答》《小儿外科疾病科普问答》等,从而能最大限度地方便读者直截了当地获取自己关心的科普内容。最终形成的这套医学科普丛书既方便读者查阅,又有收藏价值,还具有工具书的作用。

　　坚守医学科普,还需要有执着的精神。医学科普的推广、普及并非一日之功,必将是一项长期性、系统性的工程,我们将保持团队的活力和活跃性,顺应时代发展,不断更新知识,更好地护佑百姓健康。

　　这样一群有责任、有情怀、有坚守、有创新的杰出医者为天下苍生之安康所做的这件事,看似平凡,实则伟大。笔者坚信,他们在繁忙的临床、科研、教学工作以外耗费大量心血创作的这套大型医学科普丛书,必将成为医学史上明珠般的存在。不求光耀医史长河,但求为百姓答疑解惑,给每一位读者带来实实在在的健康收益。

中国工程院院士 张运

2023 年 4 月

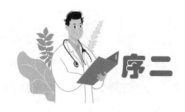

让医学回归大众

欣闻"医万个为什么——全民大健康医学科普丛书"，这套由近千名医学领域专家和临床一线中青年医务人员撰写完成的丛书即将付梓，邀我作序，幸何如之。作为丛书总策划、总主编胡三元教授的同窗挚友，能先一睹著作，了解丛书撰述缘由，详读精心编写的医学科普内容，不禁感叹齐鲁医者之"善爱之心"及医学科普见解之独到。

庞大的丛书作者背后是民生温度。从医三十多年，我始终认为大众健康素质和健康意识的提高，是健康中国建设的重要内容。作为医生，应该多写科普类文章，给老百姓普及健康和医学知识，拉近与人民群众的距离，让科普成果切切实实为百姓带去健康福祉。

执好一支笔，写好小科普

医疗是一个专门的领域，由于人体的复杂性，注定了疾病本身往往是非常复杂的。虽然自 19 世纪以来，医学随着科学技术的现代化而飞速发展，人类攻克了很多疾病，但仍有许多疾病严重威胁着人类健康及生活质量。

医防融合是一个老话题，但不应只定格在诊室，还要延伸到诊室外，让医学科普知识融入百姓的日常生活，成为百姓的家居"口袋书"，对防病更能起到重要作用。

普通民众的医学知识毕竟有限，在生活水平日益提高的当下，健康无疑是最热门的话题之一，可很多民众的防病及治病方式存在诸多误区，有些方法甚至还有害无益。

得益于互联网传播和智慧医疗的日益发达，许多执业医师走上了科普道路，为民众普及健康常识，提高全民的健康素养。创作医学科普对大众健康有利，而对医者而言，也能丰富自己的知识，精细化自己的思维，在医学求知路上不断前进。"医万个为什么——全民大健康医学科普丛书"作为科普知识的大集锦，依托山东省研究型医院协会雄厚的专家团队，凝聚起了近千名专家和中青年医学骨干力量，掀起"执好一支笔，写好小科普"热潮，在新世纪的今天，可谓功不可没，意义深远。

编好一套书，护佑数代人

科普不仅能够预防疾病的发生，很多已经发生的疾病也能够通过科普获得更好的预后。从这个意义上说，医生做科普的意义绝不亚于治病。从落实健康中国战略，到向世界发出大健康领域的"中国之声"，在疾病防治上，我国医者贡献了不少中国智慧和中国方案。

"医万个为什么"脱胎于我们小时候耳熟能详的"十万个为什么"科普丛书，初读就觉得接地气、有人气。丛书聚焦的问题，也全部是与百姓息息相关的疾病疑难解答，全面、权威、可信、可靠。

尤让我耳目一新的是这套丛书创新性地采取了漫画插图以及音频植入的方式，相比单纯的文字阅读，用画图和语音的方式向读者介绍，会更直观。很多文字不易表达清楚的地方，看图、听音频会一目了然、一听而知，能切实助推健康科普知识较快为读者所掌握，不断提升大众对健康科普的认同感，相信丛书出版后，也会快速传播，成为百姓口口相传的"健康锦囊"。

凝聚一信念，擘画大健康

一头连着科普，一头连着百姓；一头连着健康，一头连着民生。

毫无疑问，"医万个为什么——全民大健康医学科普丛书"的编者们举山东之力，聚大医之智，以"善爱之心"成此巨著，已经走在了医学科普传播的最前沿，该丛书在当代医学科普领域堪称独树一帜之作。

我也殷切希望，医者同仁能怀赤子之心，笔耕不怠，医防融合，不断践行"让医学回归大众"的使命，向广大人民群众普及医学知识。期待本丛书成为护佑百姓健康的"金字招牌"，为助力健康中国建设做出应有贡献。

最后，向山东省研究型医院协会及各位同仁取得的成绩表示钦佩，并致以热烈的祝贺。

中国工程院院士

2023 年 5 月

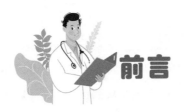

前言

在我国,口腔健康存在问题者众多,但口腔健康问题在生活中往往容易被大家忽视。口腔是食物进入人体的第一道关口,口腔健康影响着人们的身体健康和寿命,也揭示着我们的身体健康及心理状态。

口腔疾病会影响患者的咀嚼功能、发音功能、面型外貌乃至全身及心理健康。若口腔健康,可减少因口腔感染病灶引发的糖尿病、冠心病、胃肠道疾病及婴幼儿发育不良的问题。口腔疾病防护工作要从小做起,从第一颗牙齿萌出开始,坚持每天清洁口腔,养成良好的口腔卫生习惯,掌握正确的清洁口腔的方法,减少食用高盐高糖食物,会让所有人受益终身。口腔疾病看似危害不大,却实实在在地影响着我们的生活质量。本书通过介绍如何选择合适的牙齿清洁工具、正确的刷牙方法,以及龋病预防干预措施等,希望能帮助读者树立口腔健康观念,养成良好的口腔卫生习惯。

保持健康的口腔,让我们从头做起! 如何保持良好的口腔卫生习惯? 如何远离口腔疾病的困扰? 如何做到快速掌握常见口腔疾病的处理? 如何理解预防口腔疾病大于治疗口腔疾病? 对于以上问题,本书将会给出答案,解决这些问题亦是我们编写本书的目的。

本书由临床一线经验丰富的专家编写,聚焦口腔健康,围绕常见口腔问题,详细介绍了相关的口腔健康科普知识,一共分为七部分,分别是口腔内科、口腔外科、口腔修复、口腔种植、口腔正畸、口腔放射、口腔护理。口腔内科部分讲述口腔卫生的维护、缺损牙齿的治疗、儿牙口腔保健及口腔黏膜疾病的治疗。口腔外科部分讲述拔牙方式的选择、口腔肿瘤的治疗、口腔创伤的诊治及唇腭裂等面部畸形的矫正。口腔修复部分围绕牙齿缺失的修复治疗向读者进行详细的阐述。口腔种植部分揭开了种植牙的神秘面纱。口腔正畸部分讲述牙齿不齐及面型不对称的纠正治疗。口腔放射部分讲述口腔治疗过程中的放射相关知识。口腔护理部分讲述口腔疾病预防的护理方法。本书旨在介绍口腔各类疾病的预防和治疗,让读者对口腔健康有初步的了解和认识。

本书采用日常生活中的提问与回答方式,采用风趣幽默、通俗易懂的语言,并配有大量插图,非常符合大众阅读习惯。另外,本书在专业性、准确性和易读性上的平衡也做得非常出色。阅读了本书,患者在就诊前就能充分消除恐惧感,并能在就诊时与口腔医师更有效地交流,带来更好的体验和治疗效果。

我们真诚希望,本书可以为读者提供口腔健康方面的实际帮助和指导,也希望读者能对本书的不足和纰漏及时给予批评和指正。

2024 年 4 月

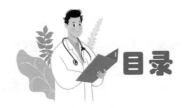

目录

口腔内科

口腔外科

口腔外科基础知识

口腔颌面外科麻醉

牙及牙槽外科

口腔正畸

术后护理

参考文献 / 173

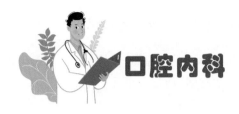

口腔内科

口腔保健

1.我的牙齿很好,不刷牙也没问题,这种说法对吗?

这样的说法是不准确的。龋病是由细菌、食物、宿主及时间四个主要因素相互作用产生的。简单来说,口腔致龋菌群、蔗糖等适宜底物、敏感的宿主、足够长的时间,若以上四种因素并存,龋病才有可能发生。牙周病与口腔内的菌斑软垢密切相关,不刷牙牙面会存在大量菌斑软垢,增加患牙周病的风险。有的人不刷牙牙齿也没有问题,是因为不同的个体对龋病和牙周病的易感程度不同,与牙的形态、牙的结构、牙齿排列、唾液成分、饮食习惯及全身状况等因素有关。短期内不刷牙并不一定会使牙齿发生龋坏和牙周病,但有个体差异,不是普遍存在的现象。对于大多数人来讲,坚持刷牙是很重要的,不然再好的牙齿也会发生龋坏和牙周病。

2.一天刷几次牙合适? 需要每顿饭饭后都刷牙吗?

一般情况下,最好一天刷三次牙,于一日三餐的饭后刷牙,这样可以有效清除牙齿上面的食物残渣,保持口腔卫生。

3.早晨应该在饭前还是饭后刷牙?

早晨先刷牙还是先吃早饭并没有强制规定。晚上睡眠期间,口腔没有明显的活动,唾液分泌较少,口腔内细菌浓度增加;或者前一天晚上刷牙没有刷干净,口腔内残留了食物残渣,经过一个晚上的发酵产酸,早晨起来口腔会有异味。因此,早晨起来之后最好先刷牙,清除口腔内滞留的细菌和食物残渣等,清洁口腔后再吃早饭。建议餐后5～10分钟再次进行口腔清洁,才能保持牙齿表面清洁,减少龋齿的发生。

4.刷牙需要多长时间?使劲刷才能刷干净吗?

(1)刷牙的目的是清除牙齿表面的食物残渣、牙菌斑等,十几秒的时间不够,应该至少用三分钟的时间,把每一个牙面都清洁干净。

(2)刷牙并不是用力就能刷干净的,长期用力刷牙会磨损牙齿表面的牙釉质,过大的力量容易损伤牙龈。应该选用软毛牙刷,采用巴氏(Bass)刷牙法,又称"龈沟清扫法"或"水平颤动法",清洁牙齿。

5.应该横着刷牙还是竖着刷牙?

建议采用 Bass 刷牙法。选择软毛牙刷,使牙刷毛与牙长轴成 45°角,指向根尖方向(上颌牙向上,下颌牙向下),按压龈与牙交界区,使刷毛一部分进入龈沟,一部分铺于龈缘上,并尽可能伸入邻间隙内,用轻柔的压力,使刷毛在原位做十次前后方向短距离的水平颤动。颤动时牙刷仅移动约 1 毫米,每次刷 2～3 个牙。在将牙刷移到下一组牙时,注意重叠放置前牙舌腭侧。如牙弓狭窄,可将牙刷垂直,压刷毛进入龈沟及邻间隙约 45°角,对着牙长轴做短颤动。咬合面的刷牙动作是将刷毛紧压牙面,使毛端深入点隙,稍用力做前后牙方向的颤动。

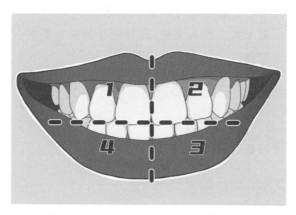

1.将全口牙齿分为四个区域按顺序进行清洁

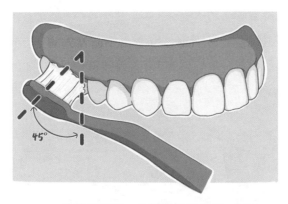

2. 手持牙刷柄，使牙刷与牙齿成45°角

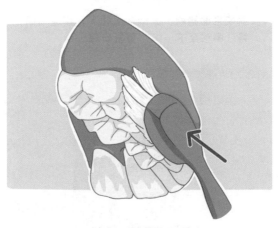

3. 将刷毛轻轻压入龈沟

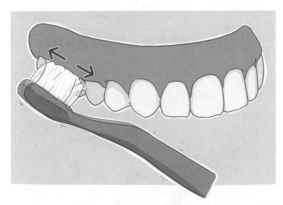

4. 2～3颗牙为一组，短距离水平颤动（1毫米），10次左右

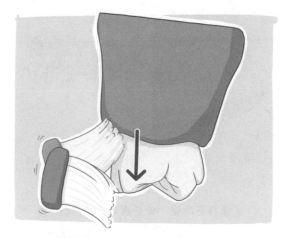

5. 向咬合面拂刷，上颌从上往下，刷完一组，
将牙刷移至下一组，重复步骤2~5

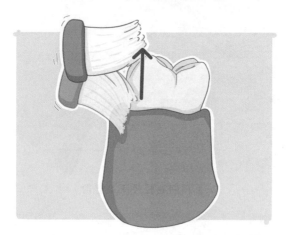

6. 下颌的颊面及唇面从下往上进行拂刷

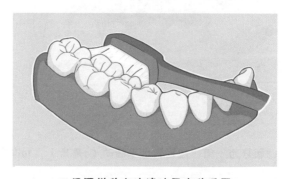

7. 用同样的方法清洁牙齿的舌面

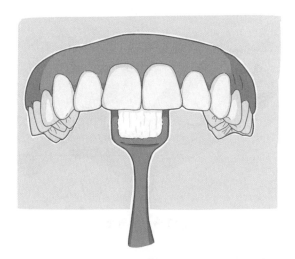

8.清洁上前牙舌面时，将牙刷直立，上下提拉颤动

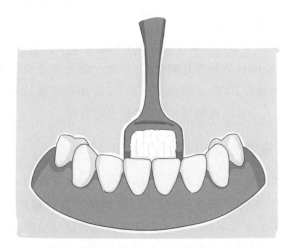

9.下前牙舌面的清洁方法同上前牙，方向相反

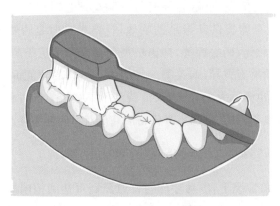

10.将刷毛指向咬合面，由后往前按顺序小幅度来回刷，清洁咬合面

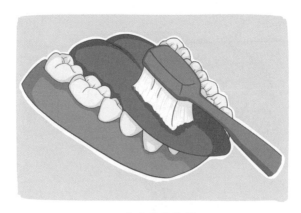

11. 清洁舌头表面

6.刷牙时牙龈出血是因为力量太大吗?

健康的牙龈在刷牙的时候是不会出血的。刷牙出血,一般是因为牙齿周围组织出现了炎症。由于长期口腔卫生不良,牙齿周围堆积了菌斑、软垢、食物残渣和牙石等,这些物质长期刺激牙周组织,导致牙龈发炎充血。若牙龈有炎症,即使用牙刷很轻地触碰,牙龈也很容易出血;而若牙龈健康,即使用较大的力量刷牙,也不会出血。一旦出现刷牙出血,建议及时就医。

7.牙膏越贵越好吗? 如何选择牙膏?

牙膏并非越贵越好,能清洁牙齿、清新口气的含氟牙膏即可满足基本需求。牙膏是复杂的混合物,除了基本成分,还可能添加了其他辅助成分。不同的口腔环境对功能需求也有所不同。对牙膏没有其他特殊功效需求的人,挑选可清洁牙齿、清新口气的含氟牙膏即可;牙齿情况比较特殊的人则需要选择有特定功能的牙膏,如抑菌抗炎、抗敏感牙膏等。购买牙膏时应注意看说明书或成分表,查看该牙膏是否能提供其指示的功效,价格稍高时是否物有所值。抗敏牙膏含有氟化物、氯化锶、硝酸钾等,抑菌抗炎牙膏含抑菌抗炎药物,这些成分差异会导致牙膏的定价略有差异,购买哪一种取决于具体的功能诉求,而同一功能的牙膏,其原料成本也无巨大差异,建议消费者不要被厂家的宣传噱头所蒙蔽。只要牙膏含有口腔所需的配方成分,其价格的高低对口腔健康并没有太大的影响。

8.电动牙刷好吗? 比普通牙刷刷得更干净吗?

在使用得当的情况下,电动牙刷与普通牙刷可达到相同的清洁效果。电动牙刷由于震动频率较高,辅助刷牙时清洁效果更好,能将牙面软垢、食物残渣和细菌清除干净,大大提高牙面清洁效率。如果家里有行动不便的老人或小孩,自行刷牙无法将牙齿彻底刷干净,则通常建议采用电动牙刷。

但相比于牙刷种类而言,刷牙的方法更为重要,方法正确时,两种牙刷均可达到较好的清洁效果。对于普通成年人来说,在牙刷的选择上不建议过于追求牙刷品牌,建议尽量选择质地为尼龙线的软毛牙刷。与牙刷的种类相比,刷牙方法、次数、时间,以及口腔卫生保健意识更为重要。

9.刷牙时牙膏需要蘸水吗?

都可以。一般来说,蘸了水的牙膏更容易起泡沫,丰富的泡沫更有助于清洁牙齿。不过,一些脱敏和美白牙膏中的有效成分遇水后会快速分解,使用这种牙膏时最好不蘸水。

10.可以用漱口水代替刷牙吗?

用漱口水是肯定不能代替刷牙的。刷牙是最重要的清洁牙齿的方式,刷牙可以机械性地去除菌斑微生物,而漱口水主要起冲洗作用,无法完全去除牙面菌斑,故漱口水不能够完全代替刷牙。但有些漱口水有药物治疗作用,如复方氯己定含漱液,这种漱口水能够起到抑菌作用,对于缓解炎症有一定帮助。

11.刷牙时,刷舌苔好不好?

人的舌头有四种舌乳头,数量最多的是丝状乳头,遍布于舌背,通常我们说的舌苔也是指舌背部的丝状乳头,其后方的轮廓乳头位于舌界沟前方,有味蕾。菌状乳头数量较少,散在于舌尖和舌缘。叶状乳头位于舌两侧、界沟前方,一般不明显。一般情况下,舌背部容易堆积食物软垢,细菌也容易在这种环境下繁殖,容易出现口臭等症状。此外,如果长时间不清理舌苔上面的食物残渣以及软垢,会出现舌乳头发炎等情况,有可能导致患者出现味觉功能障碍。因此,适当清理舌苔对机体的健康有着积极的作用。在刷舌苔的时候要使用软毛牙刷并轻轻地刷舌苔,避免太过于用力而破坏舌部的黏膜组织。

12.为什么天天刷牙,牙齿仍越来越黄?

(1)先天性因素:对于牙齿天生颜色比较黄或者增龄性变化引起的牙齿黄,刷牙并不能缓解。如果想要牙齿变白,需要通过牙齿美白或者修复来实现。

（2）外源性因素：可能是牙齿表面存在牙结石、烟斑、茶垢及色素等外源性物质。单纯的刷牙并不能将这些物质清除，可以通过全口洁治或喷砂的方法去除。

13.叩齿有利于牙齿健康吗？

俗话说："朝暮叩齿三百六，七老八十不落牙。"经常叩齿可以让牙周组织保持健康，而且可以增加牙齿的抗病能力，有预防龋齿的作用。叩齿时一定要注意避免力度过大，如果力度过大、时间过长，容易引发口腔疾病，如引起重度磨耗及牙隐裂的发生，所以不建议过重过多地叩齿。

14.吃菠萝时，舌头或者口腔黏膜会疼是什么原因？

吃完菠萝可能会出现舌头麻、涩，甚至疼痛的现象，这是由于菠萝中含有菠萝朊酶，由蛋白质组成，对生物化学变化起催化作用，人食用后会有过敏现象，如口麻、腹痛、头晕等症状，也会对口腔黏膜和局部皮肤有刺激性。如果吃完菠萝出现舌头或口腔黏膜疼的现象，可以含漱淡盐水或牛奶，以中和菠萝中的菠萝朊酶，减轻舌头麻、涩的症状。盐水能有效溶解朊酶，所以一般在食用菠萝前要将其放入盐水中浸泡。

15.舌头出现裙边的原因是什么？

舌头有裙边一般指的是舌边有齿痕，即齿痕舌，又称"齿印舌"，是异常舌形的一种，多因舌体胖大而受牙齿挤压，从而形成齿痕。

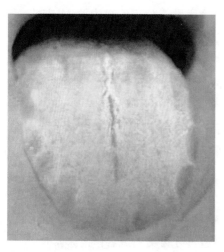

（1）病理性因素：主要原因包括舌体血液循环障碍、营养不良、先天性巨舌症以及全身性疾病等，导致舌体发生水肿、胖大，牙齿压迫舌缘，从而出现齿痕。

（2）生理性因素：舌体属于软组织，会随周边牙齿的形态变化而出现形态改变，如果牙弓较为狭窄、牙列拥挤、经常用舌头抵牙齿，舌体边缘长时间与牙齿接触，也会表现出相适应的状态，形成裙边状的舌头。

另外，从中医的角度来说，舌头出现

裙边是脾虚的表现,可以请中医调理一下。

16.口腔里有血疱是什么原因导致的?

(1)创伤性血疱:创伤性血疱常见于进食因素,因食物温度过高、质地较硬,损伤黏膜及软组织,引起组织间液和血细胞渗出而形成血疱。牙齿咬伤黏膜及软组织,也会形成血疱,常发生于咀嚼一侧的软腭、腭垂、舌腭弓和软硬腭交界。血疱疼痛感不明显,初起颜色鲜红,后变为紫黑色。

(2)血液病:存在凝血功能障碍时,也可能会出现吃东西口腔起血疱的症状。如血小板减少性紫癜患者,凝血功能障碍导致黏膜出血,形成血疱。血小板减少性紫癜患者常伴有牙龈出血,患者需要及时到医院进行血常规、凝血功能检查。当因不明原因出现吃东西口腔起血疱时,建议及时到医院就诊,明确病因,以免延误病情。

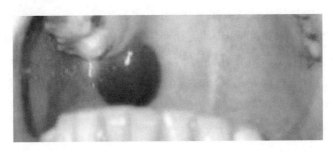

17.有什么预防食物嵌塞的好方法吗?

首先,要提高自我口腔保健水平,如掌握正确的刷牙方法,并使用牙线、牙间隙刷清除牙齿邻面的食物残渣,防止细菌聚集,引起牙龈炎症,从而预防邻面龋齿、牙龈炎、牙周炎的发生。其次,要定期到医院进行口腔检查,检查是否有邻接面龋坏、牙周问题,及时处理以减少食物嵌塞。

18.常用牙签剔牙好吗?使用牙线会不会让牙缝变大?怎样选牙线,如何使用牙线?

牙齿邻面常会存留食物残渣,这些位置牙刷是刷不到的。食物塞到牙缝后,使用牙签剔牙很容易伤害到牙龈,反复的牙龈创伤会导致牙龈萎缩,继而加重食物嵌塞的情况。饭后一般建议使用牙线清理邻牙之间的食物残渣、软垢,从而减少引起牙龈炎症的因素,维护牙龈组织的健康。牙线是特制的有弹性的线,牙线进入牙齿邻面间隙以后,将牙齿邻面作"C"形包住,上下运动刮除邻面菌斑。牙线还可以深入龈沟内,清除沟内菌斑。牙线由多根超细纤维组成,通过牙缝时,会被挤压,变形散开成单股,远小于最窄牙缝的宽度。因此,使用牙线不会让牙缝变大。使用牙线时,要注意动作轻柔,不要压迫牙龈,以免损伤牙龈。正确使用牙线可以预防牙结石形成,避免因牙结石而引起牙龈萎缩、牙缝变大。选用日常清洁的牙线时,尽量选择含蜡的牙线,这种牙线非常顺滑,利于通过邻间隙。

19.水牙线(冲牙器)有助于牙齿清洁吗？使用水牙线后还需要再刷牙或者用牙线吗？

水牙线的主要作用是通过高压水柱来冲刷牙缝等牙刷比较难清洁到的位置,从而清除这些位置的污垢、牙菌斑,可以说就是起到刷牙之后的"查缺补漏"作用。水牙线的功能比牙线要多一些,但不代表牙线就完全被比下去了。牙线是通过物理摩擦的方式来带走污垢、牙菌斑的,针对排列比较紧密的牙缝,水牙线的效果不一定比牙线的清洁效果好,因此水牙线和牙线可以交替使用。日常刷牙在牙齿护理上占有完完全全的"霸主"地位,任何其他清洁方式都不能代替刷牙。水牙线在细节处理上比较有优势,但对于所有牙齿的大面积清洁,还是刷牙的清洁效果更好,清洁效率更高。

20.口臭是怎么回事？口臭能够治疗吗？能用漱口水缓解吗？

造成口臭的原因主要有以下几点:

(1)牙结石导致牙龈炎发生,引起口臭,此时一般建议进行超声波牙齿洁治、龈下刮治等。

(2)食物残渣刺激导致牙龈炎发生而引起口臭,此类情况建议彻底清除食物残渣、正确刷牙等。

(3)若口内有患牙,会存留食物,严重时可引起异味。

(4)进食味道较大的食物如大蒜、韭菜等,建议吃完后及时刷牙、嚼口香糖等帮助去除异味。

(5)若因全身性疾病、消化系统疾病导致口臭,则建议积极治疗原发病。

漱口水对口臭是有一定作用的,但是作用的效果不能够长久维持,因为漱口水内含有杀菌类药物,不建议长时间使用。如果长时间使用,有可能导致舌头着色,而且口腔内的菌群也会发生改变。真正治疗口臭的方式是进行对因治疗,因为80%的口臭是由慢性牙周炎引起的,牙周炎会导致牙龈红肿、出血、溢脓,进而口腔内出现难闻的气味。通过彻底的牙周治疗,将牙菌斑、牙结石清理干净,牙龈炎症消退以后口臭也会自然而然消失。对于胃肠以及肺部疾病引起的口臭,还要进行相关疾病的治疗。

21.口腔科大夫为什么也建议大家戒烟?

吸烟是许多疾病的一个重要病因,与脑卒中,心血管疾病,胃溃疡,口腔、喉及食管的癌症,胰腺癌有关,是慢性阻塞性肺疾病的主要原因,也是孕妇产出低出生体重儿的危险因素。许多横向和纵向研究证实,吸烟是牙周病(尤其是重度牙周炎)的高危因素,吸烟者较非吸烟者牙周炎的患病率高,病情重,失牙率和无牙率均高。因此,戒烟对于牙周病预防和治疗非常重要,口腔科医生在日常临床工作中高度重视戒烟的宣传工作。

22.口腔健康与全身健康有关系吗?

世界卫生组织将口腔健康列为人体健康十大标准之一。

(1)口腔健康与全身健康密切相关。口腔中的炎症因子可导致或加剧心脑血管病、糖尿病等慢性病,危害全身健康,影响生命质量。龋病和牙周病会破坏牙齿硬组织和牙齿周围支持组织,不仅影响咀嚼、言语、美观等功能,还会造成社会交往困难和心理障碍。孕妇的口腔感染是早产和婴儿低出生体重的危险因素。

(2)一些全身疾病可能在口腔出现相应的表征。例如,糖尿病患者的抗感染能力下降,常伴发牙周炎、拔牙伤口难以愈合,艾滋病患者早期会出现口腔病损,发生口腔念珠菌病等疾病。

(3)维护口腔健康是防控全身性疾病的重要手段,防治全身性疾病有利于促进口腔健康。

(4)口腔疾病与糖尿病、心脑血管疾病等慢性病存在着共同的危险因素,如吸烟、酗酒、不合理膳食、精神压力等。

23.全国爱牙日是哪一天? 每年的主题是什么?

1989年,由卫生部、教委等部委联合签署,确定每年的9月20日为"全国爱牙日"。宗旨是通过爱牙日活动,增强口腔健康观念和自我口腔保健意识,建立口腔保健行为。以下是历年爱牙日主题:

1989 年:人人刷牙,早晚刷牙,正确刷牙,用保健牙刷和含氟牙膏刷牙。

1990 年:爱牙、健齿、强身。

1991 年:爱护牙齿,从小做起。

1992 年:爱护牙齿,从小做起,从我做起。

1993 年:天天刷牙,定期检查。

1994 年:健康的生活,需要口腔卫生。

1995 年:适量用氟,预防龋齿。

1996 年:少吃含糖食品,有益口腔健康。

1997 年:爱牙健齿强身,预防龋病。牙周疾病,健康的牙齿伴你一生。

1998 年:健康的牙齿,美好的微笑。

1999 年:幸福的晚年,需要口腔健康。

2000 年:避免牙齿损伤,善待牙齿。

2001 年:吸烟有害口腔健康。

2002 年:预防牙周疾病,维护口腔健康。

2003 年:有效刷牙,预防牙周疾病。

2004 年:口腔健康与生命质量。

2005 年:关注孕妇口腔健康。

2006 年:关注婴幼儿口腔健康。

2007 年:面向西部,面向儿童。

2008 年:关注中老年人口腔健康。

2009 年:维护口腔健康,提高生命质量。

2010 年:窝沟封闭,保护牙齿。

2011 年:健康口腔,幸福家庭。副主题:呵护孩子,防止龋齿。

2012 年:健康口腔,幸福家庭。副主题:关爱自己,保护牙周。

2013 年:健康口腔,幸福家庭。副主题:关爱老人,修复失牙。

2014 年:健康每一天,从爱牙开始。

2015 年:定期口腔检查,远离口腔疾病。

2016 年:口腔健康,全身健康。副主题:口腔健康,成就幸福生活。

2017 年:口腔健康,全身健康。副主题:科学有效刷牙每一天,每个角落都要刷到!

2018 年:口腔健康,全身健康。副主题:护健康口腔、助健康体魄、享健康生活。

2019 年：口腔健康，全身健康。副主题：刷牙漱口用牙线，洁牙护龈促健康。

2020 年：口腔健康，全身健康。副主题：均衡饮食限糖减酸，洁白牙齿灿烂微笑。

2021 年：口腔健康，全身健康。副主题：从小养成刷牙习惯，一生乐享健康生活。

2022 年：口腔健康，全身健康。副主题：护牙健齿少年强，健康中国民族兴。

2023 年：口腔健康，全身健康。副主题：关爱老年口腔，乐享健康生活。

（郭明鑫　孙静）

洗牙

1.刷牙出血就是"上火"了吗？需要怎么处理？

牙龈出血是口腔疾病常见症状之一，多在刷牙或者咬硬物时发生，偶有自发出血现象。一般来说，牙龈炎、牙周炎是牙龈出血的常见原因，一些系统性疾病的口腔表现也有牙龈出血。牙龈组织长期处在慢性炎症状态，刷牙时受到外界刺激，就会引发出血。若牙龈健康，即使稍用力刷牙也不会出血。当出现刷牙出血问题时，建议患者尽早到医院检查，确定出血原因。对于急性牙龈出血，应首先进行紧急止血，如填塞、压迫出血部位，缝合牙龈乳头，牙周塞治等。如有必要，应使用短期全身止血药物。对于牙龈炎、牙周炎引起的刷牙出血，进行有效的洁治和刮治可以解决出血问题。对于系统性疾病引起的刷牙出血，需要查出疾病原因，进行相应治疗。

2.牙龈出血吃点消炎药能好吗？

对于牙龈出血，不建议首选口服消炎药物。应先找口腔医师进行检查，确定出血的原因，如果是局部刺激因素引起的牙龈炎、牙周炎等问题，可以通过洁治和刮治进行解决；如果是系统性疾病如白血病等，需要同内科医师配合，协同治疗。

3.早晨起来发现痰中带血，这是怎么回事？

出现这种情况要警惕以下几种疾病：①牙龈炎、牙周炎：这是最常见的病因,尤其对于伴有刷牙时牙龈出血者。②支气管炎症:会导致咳嗽时痰中带血。③支气管肺癌:早期没有症状,痰中带血是很多支气管肺癌比较常见的早期症状,需到医院进行筛查。④其他疾病:肺结核、咽炎、鼻咽癌等。

4.咬了一口苹果,苹果上都是血,这是怎么回事?

应首先考虑牙龈出血问题,这是牙龈炎和牙周炎常见的症状。①牙龈炎:牙龈炎是由于牙结石和菌斑细菌作用于牙龈产生炎症,可表现为牙龈肿胀、红肿、疼痛,特别是牙齿与外界坚硬物质接触时,可引起出血。②牙周炎:牙周炎会导致咀嚼无力、牙龈出血,严重者可发生牙齿脱落和松动。同时,要注意全身系统性疾病也会导致出血现象,如白血病患者牙龈肿大,颜色暗红发绀或苍白,此时牙龈组织松软脆弱或中等硬度,有明显出血倾向,牙龈常有渗血且不易止住。当出现牙龈出血时,首先应到医院口腔科进行检查以及时做出诊断。

5.为什么"我的牙齿掉了一块,舌头舔着都不平了",医生却让我洗牙而不是补牙?

牙齿掉了一块,脱落的有可能不是牙体组织,而是黏附在牙齿上的牙结石(牙结石是沉积在牙面或牙冠上的已钙化或正在钙化的菌斑或沉积物,刷牙无法去除)。当积累的牙石较多时,牙石受到较大外力便可能部分脱落,剩余牙石边缘不平整,舌头舔上会觉得不舒服,锐利的牙结石断面可造成舌头创伤性溃疡。因此,建议此类患者去医院口腔科洗牙,清理牙结石,把牙齿内侧的牙结石清理干净后再抛光一下,便不会感觉难受了。去掉了牙结石,也去

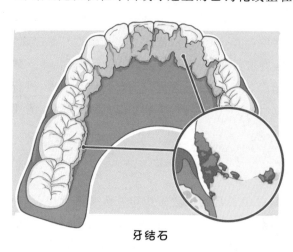

牙结石

除了牙龈的局部刺激,可避免出现牙龈发炎、出血。定期到医院检查牙齿以及洗牙有助于维护牙齿健康。

6.洗牙损伤牙齿吗？会把牙釉质洗掉吗？

正规的洗牙是不会对牙齿有损害的,更不会把牙釉质洗掉。洗牙主要是通过超声波和喷砂的方法来清除牙齿表面的牙菌斑和牙结石,超声波洗牙属于比较常见的治疗方法,主要通过局部震动将牙齿表面的牙结石和牙菌斑去掉。喷砂洗牙属于比较安全的治疗方法,是通过空气压力来治疗,能将牙齿表面的食物色素去掉,在治疗过程中,正确的设备操作不会对牙釉质造成损伤。

7.洗牙可以把牙齿洗白吗？

洗牙并不能使牙齿变白。洗牙只能清除牙齿表面的色素、牙菌斑和牙结石,但不能改变牙齿的颜色。如果想要牙齿变白,需要到口腔科进行专业美白。

8.洗牙需要多长时间？

洗牙所需时间由牙结石及色素量等多种因素决定。每个人情况不一样,如果牙齿上没有太多色素沉着也没有牙石,洗牙时间会比较短;如果患者长期大量吸烟、喝茶,导致色素附着较多,同时牙石量大,清洗就要多花费一些时间。同时,患者牙齿敏感程度也有差异,如果洗牙过程中牙齿较敏感,洗牙时间会稍微长一些。

9.洗牙疼吗？太疼了受不了怎么办？

洗牙过程中的酸痛不适感与牙齿本身状况有关,牙槽骨吸收、牙龈萎缩、牙根暴露严重的患者在洗牙过程中会酸痛敏感,如果感觉无法耐受疼痛,可以通过局部麻醉等方法缓解洗牙过程中的疼痛。

10.洗牙会导致出血吗？

洗牙过程中的出血与牙龈充血状况有关,牙龈有慢性炎症时,在洗牙过程中会出现出血现象,不过不用过于担心,正常情况下,洗牙后半小时左右出血便可自行止住;如果长时间出血不止,需要及时复诊,查找出血原因并对症处理。

11.应该多长时间洗一次牙？

洁牙就是去除牙结石。因为牙结石不断形成,所以对于年轻人或者牙周状态比较好的患者,建议每半年或一年进行一次洗牙。对于口腔卫生比较差的牙周炎患者,建议 3 个月到半年复诊一次,及时定期的牙周维护可以减缓甚至阻断疾病的发展。

12.天天刷牙是不是就不用洗牙了?

天天刷牙也需要定期洗牙。刷牙是利用牙刷去除牙齿表面的软垢和食物残渣,保持口腔的日常洁净,并不能达到 100% 清洁,而洗牙是用专业的器械清理牙龈上的牙结石和牙菌斑。在日常生活中,需要按时清理口腔,保持口腔清洁,如早晚刷牙,每天至少用牙线清理一次。除了日常清理口腔,仍需定期去口腔医院进行洗牙,以去除口腔中的牙结石,减少牙龈炎和牙周炎的发病概率。

13."洗牙后又会长牙结石,洗牙根本没用",这种说法对吗?

洗牙并不是一件一劳永逸的事情,可以把洗牙当作一次彻底的口腔清洁。我们每天都在吃东西,每天都会有新的食物残渣滞留在口腔里,细菌会利用食物残渣进行化学作用,产生难以被清洁掉的化合物,附着于牙齿表面、牙缝等地方,每天的刷牙和牙线使用并未完全清理干净我们的牙齿,经过长期的积累,会慢慢形成牙垢,因此需要定期洗牙以对牙齿进行专业的清理。

14.洗完牙后牙齿冷热不适,为什么? 多久能恢复正常?

冷热不适还有个专业术语,即牙本质敏感,是很多患者去除牙石和牙菌斑后的一个并发症。一般情况下,牙本质在冠部由釉质覆盖,在根面由牙周组织覆盖。当患有楔状缺损、牙周病时,釉质或牙周组织丧失、牙本质暴露,此时外界的温度、化学等刺激很容易传递到牙髓,从而引起敏感。洗牙会去除覆盖在牙根表面的牙石,此时牙本质暴露,洗牙时的物理、机械刺激会引起敏感症状,以牙颈部最为明显。可以用脱敏牙膏刷牙,避免冷、热、酸、甜等刺激性食物。这种症状一般一周左右便可缓解。

15.洗完牙牙缝会变大,牙会松动吗?

牙齿不会因洗牙而松动。洗牙通常是通过超声波振动的方式去除牙齿表面的菌斑、色素、结石等,不会增加牙齿松动程度。牙齿的牙根部分固定于牙槽骨内,如同树木长在土壤中,树根在土里面越多、越深,树就越牢固,牙根在牙槽骨内越多、越长,牙齿则越牢固。牙齿的牢固程度是由牙根位于牙槽骨的长度决定的,洗牙并不会使牙槽骨出现吸收,导致牙根在牙槽骨的长度变短。但是,牙龈发炎萎缩、牙槽骨吸收会缩短牙根在牙槽骨的长度,当牙槽骨吸收至根尖区时,牙齿会出现脱落。而牙菌斑及牙结石等可以使牙龈发炎萎缩,使牙槽骨吸收。洗牙前,大量牙结石对松动牙齿似乎起到固定作用,洗牙后大量牙结石被去除,将牙齿本来的缝隙暴露出来,牙齿缝隙变大,牙齿间由于失去牙结石相对固定的保护,许多患者会感觉牙齿变松。但如果不洗牙,牙结石长期存在并继续刺激牙周产生炎症,会造成牙槽骨进一步吸收,牙龈进一步萎缩,最终导致牙齿脱落。

洗牙后,牙齿缝隙变大是正常现象,建议使用牙线及牙间隙刷定期清理牙齿缝隙,防止牙菌斑及牙结石过快附着在牙齿缝隙内。轻度牙齿松动可能由牙龈炎症导致,待炎症消退后松动会得到改善;若松动较严重,需要进行松牙固定或拔除无保留价值的松动牙齿。

16.定期洗牙有什么健康收益?

定期洗牙能起到保护牙齿的作用,有效预防牙结石形成,还可以帮助清理牙齿表面的牙垢,有效改善口腔内的环境。定期洗牙也可以预防龋病发生及防止牙龈炎、牙周炎加重。同时,洗牙有利于全身健康。研究表明,健康的口腔环境有利于预防心脏疾病、心脑血管疾病、呼吸道疾病的发生。

17.哪些人不能超声洗牙?

置有心脏起搏器者不能用超声洗牙,这是因为电磁辐射可能会干扰起搏器正常工作,造成眩晕及心律失常等症状。新型起搏器具有屏蔽功能,不会受超声洁治术的干扰,戴这类起搏器的患者可以用超声洗牙。对于有肝炎、肺结核、艾滋病等传染性疾病的患者,也不宜用超声洁牙。患有出血性疾病、牙龈部恶性肿瘤、活动性心绞痛等疾病的患者,应在专业医师指导下选择最佳时间进行洗牙。

18.洗牙和牙周治疗有什么区别?

牙周治疗是一系列治疗,洗牙是牙周治疗的一种方法。洗牙能够去除牙齿表面的牙结石和牙菌斑,消除牙周刺激,减少炎症发生,牙周治疗包括基础治疗、手术治疗和后期维护,因此两者是不同的。

19.龈上洁治和龈下刮治有什么区别?

龈上洁治和龈下刮治有区别。龈上洗牙称为龈上洁治,是使用洁治器械去除龈上牙石、菌斑和色渍,并且把牙齿表面抛光,延缓菌斑和牙石再沉积的治疗方法。洁治术是去除龈上菌斑和牙结石最有效的方法。龈上洁治术可以消除菌斑和牙结石的刺激,可使牙龈炎症完全消退或明显减轻。龈上洁治主要清除龈上结石,对于深层的龈下牙石,需要龈下刮治来治疗。龈下刮治是用比较精细的龈下刮治器手动或超声刮除牙周袋内的牙石和菌斑,之后还要进行根面平整。

龈上洁治和龈下刮治使用不同的器械,在不同部位去除牙石和菌斑,因此两者是有区别的。

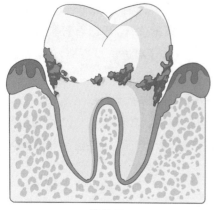

牙结石

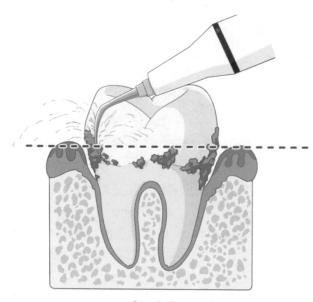

龈上洁治

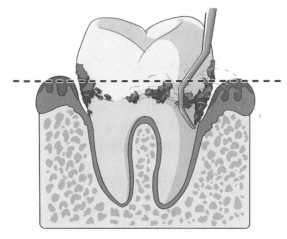

龈下刮治

20.为什么洗完牙后医生还让我做刮治？

通常,洗牙是龈上洁治,清除的是牙龈上牙石、菌斑和色渍,并且把牙齿表面抛光,延缓菌斑和牙石再沉积。洗牙后,对于慢性牙龈炎,可以使牙龈恢复健康,而对于牙周炎患者而言,只有经过洗牙治疗才能进入下一步的龈下刮治治疗。龈下刮治是用比较精细的龈下刮治器手动刮除牙周袋内的牙石和菌斑,而且还要进行根面平整。龈下刮治要求刮除牙根表面感染的病变牙骨质,并使嵌入牙骨质的牙石得以清除。因此,洗牙后刮治是要把牙齿深层牙石和菌斑去除,对于牙周炎患者来说,洗牙后的刮治治疗是非常有必要的。

（史衍康　王更如）

牙疼

1.我的牙从来没疼过,这说明我的牙齿很健康吗？

牙齿的健康与否不能以是否疼痛为标准,牙齿不疼不代表牙齿没有龋齿,也不代表牙周健康。口腔疾病中,很多疾病都是慢性的,如常见的慢性根尖周炎、慢性牙周炎、龋病早期等,这些疾病在发展过程中,很少会导致疼痛,甚至几乎没有疼痛感。这一类疾病,就像糖尿病等全身性疾病一样,当患者感觉到身体不适时,说明病情已经比较严重或者已经到晚期了。因此,即使没有牙疼也应定期进行口腔检查,发现小问题及时治疗,不要拖到牙疼了再就诊。

2."牙疼不是病",这种说法正确吗?

牙疼其实是一种病。牙齿疼痛是有原因的,大都是因为龋齿没有及时得到修补治疗。牙疼会由多种原因引起,如牙髓炎、牙周炎、冠周炎、三叉神经痛及肿瘤等,如果不引起重视,可能会导致更严重的后果,因此需要及时就诊。

3."牙疼的时候不能治,得等不疼了再去医院",这种说法对吗?

不对,牙疼的时候能治疗。治疗牙疼,首先需要找出病因,对症治疗,最常见的原因是细菌感染引起的疼痛反应。牙齿最初的疼痛可能只是牙神经的短暂反应,可以去除感染的牙体组织,对牙神经进行安抚治疗。如果是牙髓组织细菌感染引起的疼痛,牙神经很难保留,需要进行根管治疗,可以通过杀死神经或局部麻醉清除感染的牙髓组织,然后对牙齿的根管进行消毒,炎症控制后再进行严格的根管充填。

4.牙疼吃药管用吗?

牙疼通常与龋齿、根尖炎、牙周炎等因素有关,这时需要及时去口腔科检查。通常情况下,吃药可以暂时缓解症状,但解决不了根本问题。牙疼还是需要到医院就诊,查明病因,及时对因治疗。

5.刷牙时牙齿酸痛怎么办?

通常,牙齿酸痛有以下几种情况:①牙齿敏感:如牙周病患者牙龈萎缩、牙根暴露会出现敏感的症状,通常可涂抹脱敏药物并配合脱敏牙膏来减轻患者的痛苦。②楔状缺损:有些患者牙颈部出现釉质缺损,会在刷牙过程中出现酸痛的情况,建议及时到医院进行楔状缺损的充填,以解决疼痛问题。③牙齿磨耗:牙齿过度磨耗会出现酸痛症状,可以对缺损部位进行窝洞的充填,如无充填窝洞条件而患者又疼痛难忍,可以进行根管治疗,以彻底解决疼痛问题。

6.治疗牙疼有偏方吗?咬花椒或含白酒管用吗?

咬花椒、含白酒是不能够治疗牙齿疼痛的,而且还有可能导致口腔黏膜灼伤。

牙疼的原因有很多,最常见的疾病是牙髓炎和根尖周炎,这两种情况是不能自愈的,均需要去医院查明病因,对症治疗。

7.牙疼会引起头疼吗?

很多时候,牙疼会引起头疼。因为全身的神经都是从脑和脊髓发出,支配牙的神经也是这样,是从脑神经中分叉出来,到末端支配多颗牙齿。因此,当牙齿的神经或牙齿周围组织出现问题时,痛觉会沿原路返回或影响周围组织的神经,将痛觉反馈给大脑,从而引起头疼。①牙髓炎所引起的牙疼有可能引起头疼,牙髓炎的牙齿内部牙髓腔神经发生炎症和压力升高,牙髓就会传导到下颌神经或上颌神经,最终到达三叉神经,引起头疼发作。②根尖周炎的牙疼也可能会引起头疼,根尖周炎的牙齿根尖疼痛剧烈,将疼痛传导到根尖牙槽骨周围的神经,进而引发三叉神经疼痛,最终引发头痛。③智齿冠周炎引起的牙疼,其牙龈周围组织发生感染,导致神经末梢周围出现疼痛,神经末梢与三叉神经相连,也可以传导到三叉神经引起头疼。因此,牙疼会引起头疼。

(郭明鑫　孙静)

补牙

1.为什么不吃糖照样会得蛀牙?

吃糖不是导致蛀牙的唯一因素。蛀牙也就是龋齿,由于附着在牙齿表面的细菌代谢糖类产酸,使牙齿脱矿,在长时间作用下,牙齿持续脱矿直至龋洞出现。因此,龋病的发生与以下四个环节密不可分:

(1)细菌因素:常见的诱发龋齿的细菌包括变异链球菌、乳酸杆菌等,属于决定龋齿的先决条件。

(2)食物因素:致龋性比较高的食物不只包括糖果,而是指含有蔗糖的所有食物。除了食用甜食外,频繁进食也会加重龋齿的发展。

(3)宿主因素:每个人的口腔卫生、牙齿的发育状况不同,如果口腔卫生保持欠佳,牙齿窝沟比较深,食物容易长时间滞留,这种情况下更易出现龋病。

(4)时间因素:细菌代谢产酸,腐蚀牙体组织是需要长时间作用的。因此,保持良好口腔卫生习惯,及时阻断这一过程可以有效防止蛀牙。

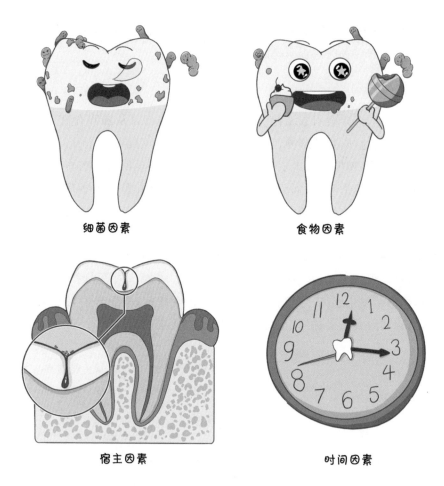

细菌因素　　　　　　　　　食物因素

宿主因素　　　　　　　　　时间因素

2.龋齿会不会传染?

　　口腔中有多种会引起龋齿发生的细菌,若口腔中某一颗牙齿发生龋齿,这个龋齿内会存留大量致龋菌,口腔其他牙齿都生活在同一个容易发生龋齿的环境中,因此别的牙齿也容易患龋齿,但这不是传染,而是传播。因此,一旦发现龋齿,需要及时治疗。

　　同理,一个人发生龋齿不会传染给其他人,但会传播给其他人,如儿童出生以后,父母与其亲密接触,嘴对嘴接触,甚至有部分父母把嚼过的食物喂到儿童口中,这种方式就会传播龋齿,所以应该阻止此种传播。

3.牙齿表面经常脱落一小块,该怎么治疗?

　　若牙齿表面掉了一小块,可以采取调磨处理、脱敏治疗、充填治疗、修复治疗等方式恢复其形态和功能,预防相关疾病。

(1)调磨处理:如果牙齿表面脱落物较小,不影响正常咀嚼功能,且对美观的影响较小,可以通过调磨的方式处理,以避免牙齿表面的尖锐边缘划伤黏膜。

(2)脱敏治疗:如果牙齿表面剥脱,导致牙本质暴露,有可能引发牙本质敏感或牙髓敏感等症状,继续发展可能导致急慢性牙髓炎,需要应用氟化物促进牙齿表面矿化,缓解敏感症状。

(3)充填治疗:如果剥脱面积中等,可以采用树脂类材料或玻璃离子类材料进行充填治疗,以恢复牙体的形态和功能。

(4)修复治疗:如果剥脱面积较大,充填治疗无法获得足够的抗力和固位,就需要预备牙体进行贴面修复、嵌体修复、冠修复等。

4.牙齿靠近牙龈的地方有一白圈是怎么回事?

一般考虑是该处的牙釉质出现了脱矿的现象,出现这种情况的原因有很多,有的是因为刷牙不彻底造成牙颈部长期菌斑、软垢堆积,其中的细菌逐渐增殖、代谢,产生酸性物质,造成釉质表面逐渐脱矿、发白;有的是因为喜欢喝碳酸饮料,造成牙齿表面的酸蚀、脱矿;有的是因为一些疾病,如胃食管反流严重的患者,酸的胃液进入口腔,造成牙齿脱矿。

轻微的脱矿一般可以进行再矿化治疗,同时寻找病因。戒除不良习惯,可以使病情得到控制;如果脱矿严重,形成牙面的凹陷龋洞,则须及时到医院进行治疗。

5."龋齿上的牙洞大一点更好补,小洞不用管",这种说法正确吗?

龋齿是慢性进展性的感染性疾病,仅有少部分龋齿可以自行停止发展,但这种"静止龋"发生所需要的条件较为严苛,需要医生来进行判断。大部分龋齿会持续进展,直至牙髓发炎,乃至牙根发炎。因此,即使牙齿只有很小的洞,也需要及时就诊,请医生判断是否需要及时干预。

6.为什么不能直接把有洞的牙的神经"杀"了?

龋齿后补牙不一定要"杀"神经,龋齿是牙齿硬组织的慢性进行性破坏性疾病,"杀"神经是根管治疗的俗称,是发生牙髓炎或者根尖周炎时才需要进行的治疗。因此,当龋坏仅局限在牙齿的硬组织上时,仅需要对龋齿进行充填治疗,也就是俗称的"补牙"。

只有当蛀牙龋坏感染牙髓,出现不可复性牙髓炎或根尖周炎,有自发性、阵发性痛,夜间痛,放射性或牵涉性疼痛时,才需要杀髓根管治疗后修复牙冠。

7.牙齿只剩牙根,需要保留还是拔除?

牙根长在牙槽窝内,通常是牙齿因龋坏或外伤等原因导致只剩下残根。牙根是拔掉好还是不拔好,无法一概而论。如果患者牙根较长,没有发生松动情况,且牙根周围牙槽骨无吸收,则将其保留比较好,进行完善的根管治疗后完成冠部修复就可以行使咀嚼、发音等功能。

但如果患者牙根过短,发生松动乃至牙槽骨吸收,或者患者反复发生根尖周炎,牙根便没有保留价值,此时将牙根拔除比较好,拔除后可以采取修复治疗。

对于本身患有多种系统性疾病,如高血压、心脏病的患者,拔牙应慎重。可以暂时先保留牙根,根管治疗后采取封闭治疗,以免疼痛复发。建议患者去正规医院就诊,详细咨询。

8.补牙后可以直接吃东西吗?

补完牙后一般不建议直接吃东西,如果补牙使用树脂材料,治疗结束后材料就会达到较高的硬度,但完全固化需要一定的时间,两个小时以后可以适当吃一些流食,以避免影响材料完全固化;如果使用玻璃离子类材料,其完全初期固化,达到可以承担咬合硬度的时间大概为 24 小时,因此建议在 24 小时后再使用患牙。

9.为什么补牙后牙依然会坏,洞越补越大呢?

补过的牙还会坏,可能是继发性龋齿,继发龋的原因包括第一次充填时龋齿没有清理干净,导致充填后龋齿继续发展。也可能是由于黏合剂的溶解和树脂的固化收缩,导致填充材料与牙齿之间产生微小的间隙,这在临床上被称为微渗漏。唾液和细菌可以通过微小的缝隙继续引起龋齿。继发龋的原因还包括刷牙后清洁不充分和口腔卫生差。因此,即使是补完的牙,也要正常清洁,并定期找医生复查,好好维护。

10.补牙材料能使用多久,会掉吗? 掉了怎么办?

补牙的材料可以维持多久是没有确切答案的,其使用寿命与牙齿龋坏的位置、窝洞形态、修复材料、操作手法、患者口腔卫生状况、患者的咀嚼方式及是否有夜磨牙等因素有关。每颗牙齿情况均不相同,需要具体分析。当补牙材料脱落后,应及时前往医院口腔科进行检查并处理。

11.补牙后为什么感觉牙齿粗糙?

补牙后短时间内感觉牙齿边缘有点粗糙可能是没有对牙齿进行完善抛光导致的,如果粗糙程度不严重,经过长时间的食物摩擦是可以将粗糙感消除的;如果边缘过于粗糙,甚至划破舌头及唇颊部黏膜,则应及时就诊,行抛光治疗。如果补牙较长时间后出现牙齿边缘粗糙的现象,则有较大的可能是牙齿发生继发龋坏,应及时就诊治疗。

12.牙齿本来不疼,补牙后反而不舒服,这是为什么? 该怎么处理?

如果出现牙齿原本不疼,补牙后却疼痛的情况,通常考虑与补牙过程中牙髓、牙龈、牙周膜受到的刺激有关,此时的疼痛较为轻微,补牙后应注意忌食过烫、过硬的食物,以免加重局部刺激,数日后一般可自行恢复。

如果补牙后疼痛持续存在或加重,考虑可能为牙周性疼痛、牙髓性疼痛等:①牙周性疼痛:若补牙填充物过高,患者咀嚼时牙周组织受到"撞击",可出现疼痛,建议患者及时前往医院复诊,适当调磨填充物高度,通常可以使疼痛缓解;②牙髓性疼痛:若牙齿龋坏程度较深,距牙髓较近,补牙过程的机械切割、化学刺激及温度变化都会对牙髓造成一定的刺激,导致牙髓充血、疼痛,此时疼痛较为轻微,一般为进食过冷或过热食物后的激发痛,可暂不就医,避免温度刺激,一般数日后疼痛会好转;若持续疼痛,应就医诊治。但若龋病已经波及牙髓,患者本身还未出现疼痛,医生一般会尝试进行保髓治疗,当保髓失败时,患者会出现剧烈的自发痛,此时应及时就医,行根管治疗。

13.牙齿靠近牙龈的位置有小裂缝,吃冷热东西就疼,怎么办呢?

很多人牙齿表面靠近牙颈部会出现一条条的像楔子一样的横形缺损,这就是楔状缺损。此时牙本质暴露,会在刷牙、进食时出现敏感不适;严重情况下,缺损会直达牙髓,出现剧烈的自发疼痛。若有这种情况,应该到正规的医院口腔科就诊,根据患者的个体情况,给予针对性的修复和治疗。

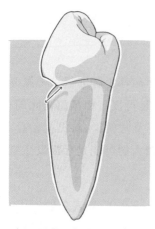
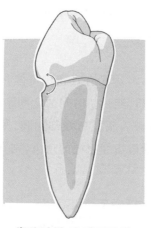
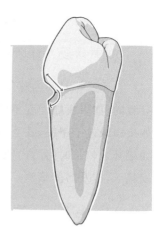

楔状缺损-"V"字形缺损　　　楔状缺损-浅碟形缺损　　　楔状缺损-混合形缺损

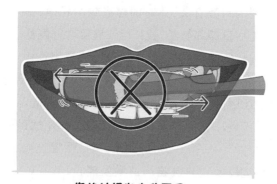

楔状缺损发生的原因1：
刷牙方式错误

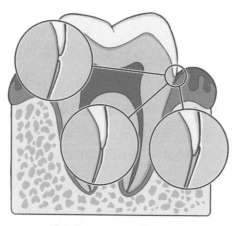

楔状缺损发生的原因2：
生理因素

14.楔状缺损补牙后,为什么材料容易脱落?

一般用树脂对楔状缺损进行充填修复,树脂修复过程中需严格隔湿,否则会出现黏接不牢;而楔状缺损位置一般紧靠牙龈,牙龈会不断分泌液体,影响树脂黏接,因此,医生在修复过程中进行完善的隔湿是补牙材料不脱落的关键。此外,楔状缺损的发生常与牙颈部的应力集中有关,当患者的不良咬合未被纠正时,不良的集中应力也会施加在树脂上,导致补牙材料脱落。

(王晓阳)

根管治疗

1.什么样的牙洞需要"杀"神经? 牙齿"杀"神经有什么影响吗?

若没有及时治疗龋齿,任其继续发展,感染波及牙髓甚至牙根尖,导致急性或慢性牙髓炎或者根尖周炎时,需要做"杀"神经治疗,也就是根管治疗。根管治疗的目的是去除感染的牙髓,防止再感染。对于已经发生牙髓炎和根尖周炎的患牙,根管治疗是消除炎症、保留牙齿的有效手段。

根管治疗后,因为不存在牙神经,缺少了来自牙髓的营养,牙齿脆性增加,容易折裂。因此,一般在根管治疗后,都会建议患者做牙冠保护牙齿,这样可以明显减少牙齿折裂的情况发生。

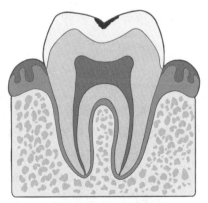

龋病的发展:浅龋
龋坏位于牙釉质

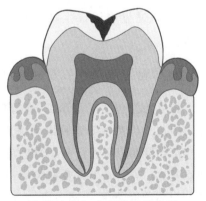

未做治疗,浅龋发展为中龋

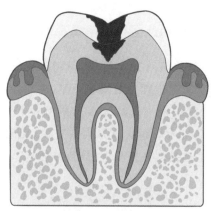

**龋病发展至牙本质深层,
感染可波及牙髓**

2.根尖周炎会不会癌变?

根尖周炎一般不会导致癌变。根尖周炎主要是由于根管内牙髓感染,通过根尖孔扩散到根尖周组织,导致根尖周病变。根尖周炎最严重的情况,有可能就是根尖牙槽骨出现大的病变,从而使牙齿周围支持的骨组织变少,出现牙齿松动。如果根尖周炎没有得到及时治疗,根尖炎症还可能发展为根尖肉芽肿、根尖囊肿、根尖周脓肿及致密性骨炎,通常会有相应的症状出现,若及时就医治疗,通常不会发生癌变。

3.牙齿不敢咬东西,感觉牙伸长了,怎么办?

老百姓常说:"牙疼长,腿疼短。"牙齿触痛有伸长感,多是由牙根尖发炎造成的,可以适量服用抗生素,同时应尽快去医院确诊并进行治疗,避免病情加重。

4.根管治疗为什么要进行很多次?

根管治疗包括根管预备、根管消毒和根管充填,治疗次数根据牙髓感染程度、牙位、操作难度等多种因素决定。若只是牙髓炎,并未累及根尖周组织,则对感染的牙髓组织进行彻底清理后,可以进行一次性的根管充填,不需要患者再次复诊。若是感染累及根尖周组织,导致根尖周组织炎症,则需要在根管内进行封药消毒,彻底控制炎症,需要多次就诊。根据炎症的控制程度,一般要就诊 3 次左右。

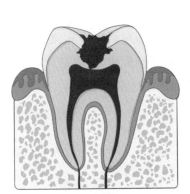

龋源性牙髓炎

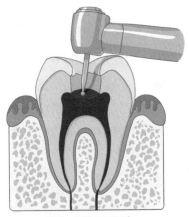

局部麻醉下开髓

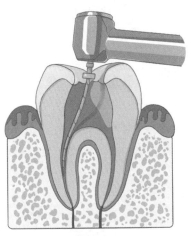

根管预备

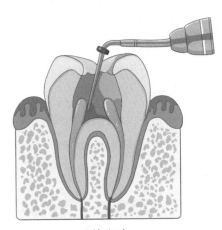

根管充填

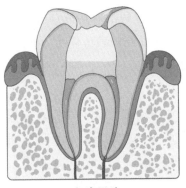

充填牙体

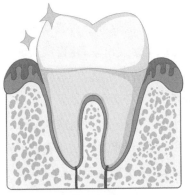

戴上牙冠

5.根管治疗为什么要拍摄很多次牙片？

在根管治疗过程中，一般需要拍摄 3～4 张牙片，包括治疗前、治疗中、治疗后，以动态观察根管治疗的整个过程。一是诊断牙病程度，判断是否需要治疗；二是测量根管长度，确定治疗充填长度；三是检验主牙胶是否合适；四是检验最后充填是否到位，有利于判断预后。在治疗过程中，如果根管变异，还需要额外拍摄牙片。

6."杀"神经后，牙齿还是疼是什么原因，该怎么办？

"杀"神经后的牙齿疼痛分以下几种情况：

（1）如果在"杀"神经的过程中出现疼痛且疼痛轻微，属于正常反应；如果疼痛严重，有可能是药物刺激，要及时就诊，去除"杀"神经药物，改用其他方法，也可以改天再封药。

（2）如果是刚做完根管治疗出现的疼痛，可能是根充反应，一般一周左右就可消失。

（3）如果是以前"杀"过神经的牙齿又出现疼痛，则可能是牙根发炎，需要临床检查，拍牙片来确诊，根据情况决定对其进行保留还是拔除，如果可以保留，则需要做或者重做根管治疗。

7.为什么"杀"神经后牙齿变黑了？

牙齿抽神经之后丧失了营养来源，会逐渐失去光泽而变得发暗，颜色会与正常牙齿不同。牙髓里有神经、血管，血管在牙神经发炎或根管治疗操作中会发生破裂，血液成分会渗透到根管或髓腔里，血液里边的有些成分会慢慢从牙体硬组织里渗透出来，牙齿就会变色。另外，如果髓腔内残留坏死牙髓，牙髓分解产物也会逐渐渗透出来，牙齿看起来就更加青黑了。还有一些牙齿充填后发生龋坏，牙齿看起来也是黑的。

牙齿变色并不可怕，应及时就诊，查找原因，根据病因进行治疗。如果根尖有炎症，则需要重新行根管治疗；如果牙齿健康，可直接美白，也可以贴面或者冠修复；如果是单纯表面充填后发生继发龋，则重新补一下就可以。

8."杀"神经的牙齿都需要包牙套吗？为什么？

根管治疗后的牙齿缺少了来自牙髓的营养，牙体组织会变脆；根管治疗需要在牙齿中心开孔，牙体结构被破坏，强度也随之下降；在咬合的过程中，根管治疗后的牙齿更容易折裂。为了避免这些情况，最好做一个牙套将牙齿保护起来，可以明显减少牙齿折裂的发生，延长牙齿的使用寿命。

9.根管治疗会失败吗？

根管系统非常复杂，像树根一样盘根错节，里面可能存在难以被完全控制的炎症，存在根管钙化、根管狭窄、根管异物等。因此，根管治疗存在着一定的失败率。通常情况下，如果患牙从未做过根管治疗，针对原发性根尖周炎，没有做过相关治疗的患者，若进行比较完善的根管治疗，成功率一般为80%～90%。如果患牙做过根管治疗，但病情再次发作，需要再次进行的治疗称为根管再治疗，进行根管再治疗的牙齿通常根管本身比较复杂，或者通过一定的治疗后根管内已经不通畅，治疗的成功率一般低于第一次治疗。此时，是否成功取决于之前的治疗情况，成功率大约为50%。任何治疗都没有百分之百的成功率，根管治疗亦是如此，但它依然是牙髓治疗最有效的手段。

10.为什么不直接拔了牙，再种牙？

牙齿通过一层薄薄的牙周膜与周围的骨组织相连，牙周膜是一层纤维组织，有丰富的神经和末梢感受器，对疼痛和压力都有很敏锐的感觉，有一定的弹性。因此，在咀嚼的过程中，在上下牙齿研磨食物的过程中，牙周膜有一定的调节和缓冲作用。

种植牙号称人类的第三副牙齿，是缺失牙后最有效的修复方式。种植牙和牙槽骨直接相连，没有牙周膜。因此，如果自然牙的牙体条件尚好，建议在根管治疗和冠修复后使牙齿正常行使功能。如果牙体条件较差，则可以考虑拔除患牙，择机种植。患者应与医生沟通，选择适合自己的治疗方式。

（李晓光）

牙周病

1.牙齿松动,出现缝隙是什么原因?

牙齿松动的原因有很多,常见以下几种:

(1)牙周炎:牙齿长在牙周组织里,若平时口腔卫生差、牙周围菌斑牙石堆积,就会导致牙周组织发生炎症。若牙周炎症持续发展,牙齿就会出现松动,进而慢慢移位,牙与牙之间就会出现缝隙。

(2)根尖周炎:牙根发炎急性期会出现牙齿松动,患者自觉牙齿抬高,伴有明显疼痛。

(3)外伤:意外磕碰牙齿,可能导致牙松动、移位或折断,需要及时就医,医生会根据具体情况制定治疗方案。

(4)咬合创伤:如果补过的牙、假牙不合适,或发生牙周炎,都有可能破坏原有的平衡,使牙咬在不该咬的地方,个别牙齿受力就会过大,久而久之,就容易松动。对于咬合创伤导致的牙齿松动,除了应对松动牙本身进行处理外,还应该查找原因,具体情况具体分析,使上下牙正常咬合。

因此,若牙齿出现松动,需要及时就医进行评估,对于可以保留的患牙,尽量积极治疗并予以保留;对于严重松动的情况,若治疗效果比较差,保留患牙反而会牵连到邻牙,则需及时拔除,后期采用种植牙、活动牙或固定桥来恢复正常咀嚼功能。

2.医生说我有牙周炎,为什么我没有感觉?

常见的牙周炎是指慢性牙周炎,前期不容易发现,无明显症状,也无明显疼痛,但仔细查看可见牙龈呈暗红色,刷牙时易出血。治疗牙周炎时需要药物辅助治疗,药物可以缓解症状,但无法通过药物彻底治愈,需要通过牙周治疗清除菌斑、牙石来消除炎症,恢复牙周形态与功能。

3.本来挺整齐的牙齿,越来越不整齐了是怎么回事?

牙齿原来挺整齐,后来才开始不整齐,有以下几种常见原因:

(1)不良习惯:一是吮指、咬下唇或啃铅笔等不良习惯对上颌骨有向前的促进作用,而对下颌骨有抑制作用,长期作用可能会导致骨性龅牙。二是长期张口呼吸,可造成上牙牙弓狭窄、上颌前牙前突或拥挤不齐。

(2)智齿萌出:成年后智齿逐渐萌出,对前面的牙齿有挤压作用,容易导致前牙逐渐突出于牙弓之外。

(3)牙周炎:严重的牙周炎可以导致牙齿松动、移位,牙齿看上去像是"里出外进"。

(4)个别牙齿缺失:牙齿缺失导致牙弓中出现空隙,周围的牙齿逐渐向空隙移位,整个牙弓看起来就不整齐了。

4.俗话说"人老牙稀把头低",这正常吗?

世界卫生组织于 2001 年正式提出了"8020 计划"。也就是说,一个人如果能很好地保护牙齿,到 80 岁时,完全可以有 20 颗能正常咀嚼食物且不松动的牙。牙齿脱落与年龄并无必然联系,很多人的牙齿不是"老掉的",而是"病掉的"。导致人牙齿松动脱落的原因很多,以牙周问题居多。因此,建议每年进行 1~2 次口腔检查,发现问题及时治疗。

5.什么样的人较易患牙周病?

牙周病最首要的致病因素是细菌和菌斑,每天刷牙不到位,口腔卫生习惯不好,给细菌和菌斑提供了成长环境,直接刺激牙周组织,导致牙周病变。因此,口腔卫生较差者牙周病发病率较高。其次是吸烟群体,焦油和尼古丁不仅会使牙齿变黄,还是牙周病的重要危险因素。而且,糖尿病与牙周病密切相关,糖尿病患者牙周炎的发生率和程度高于非糖尿病患者。另外,激素水平变化也会导致牙周病,如怀孕期间,血液中的激素水平有明显变化,口腔中的牙龈、牙周组织也会受激素影响,易出现妊娠期龈炎。

6.如何预防牙周炎?

一是要注意口腔卫生,也就是每天有效刷牙两次,每次三分钟,饭后漱口,坚持使用牙线;二是每年定期进行 1~2 次口腔检查,同时洗牙;三是改掉不良习惯,如吸烟,吸烟一方面影响口腔卫生,另一方面会影响局部组织的微循环;四是控制好血糖,糖尿病患者牙周炎的发生率和程度高于非糖尿病患者。只要注意以上几点,就不容易患牙周炎。

7.牙龈萎缩是怎么回事?

牙龈萎缩指的是牙龈缘向牙根方向退缩,导致牙根暴露,常见原因有炎症、年龄、创伤、吸烟等,需要就医查明原因,以便治疗。

8.牙根暴露有办法补救吗?

对于少量均匀的牙根暴露,如果没有症状,则无须治疗,有过敏症状者可行脱敏治疗。要注意消除一切可能造成牙龈退缩的不良刺激。对于个别牙或少数前牙的牙根暴露,影响美观者,可以应用膜龈手术的方法覆盖暴露的牙齿根面,也可以行引导性骨再生术进行治疗。

9.咬东西时感觉牙齿使不上劲儿是怎么回事?

牙总用不上力气,大概率是发生了牙周炎。牙齿支持组织发生破坏,也就是牙齿周围的牙龈萎缩、牙槽骨吸收、牙齿松动。若出现上述情况,牙齿就会感觉咀嚼时使不上劲儿。另外,如果牙齿表面重度磨耗,牙齿里面的牙本质暴露,就会出现牙齿酸软无力。因此,如果咬东西使不上劲儿,还是应该及时就诊,请专业的医生来判断原因,并进行相应的治疗。

10.牙龈肿胀时吃药管用吗?

牙龈肿胀可能由牙龈炎、牙槽脓肿、牙周脓肿或智齿等原因引起,也可能并非由单一因素引起,必须根据病因进行有针对性的治疗,单纯吃药有时也许会暂时有效,但并非长久和有效的治疗方法。

11.为什么治疗牙周病前需要拍片子?

拍片子是为了解决某些诊断上的疑问,了解牙体情况、牙根周围的情况和牙槽骨吸收情况等,以便进行正确的诊断治疗,以及对治疗效果进行评估。

12.吸烟对牙周组织有害吗?

许多研究证实,吸烟是牙周病尤其是重度牙周炎的高危因素,吸烟者较非吸烟者牙周炎的患病率高、病情重,失牙率和无牙率均高。吸烟导致牙周病的发病机制尚不明了,但研究者普遍认为吸烟影响局部的血液循环,影响体液免疫、细胞免疫和炎症过程,会削弱口腔中性粒细胞的趋化和吞噬功能等。

13.牙周病会引起其他疾病吗,如糖尿病或心脏病?

牙周病与某些全身疾病密切相关:

(1)心脑血管系统疾病:包括急性或亚急性感染性心膜炎、冠心病以及脑梗死等疾病,都可能与牙周感染有关。

(2)早产或低体重儿:重症牙周炎的孕妇,发生早产或低出生体重儿的危险程度要比牙周正常的孕妇高。

(3)糖尿病:研究表明,严重的牙周炎患者,几年内糖尿病的加重程度要远远高于没有牙周炎的患者。

(4)消化道疾病:牙周炎患者的牙菌斑中检出幽门螺杆菌的概率更高,幽门螺杆菌是慢性胃炎、胃溃疡的致病菌。

(5)呼吸道疾病:牙周袋内的厌氧菌可以直接进入呼吸道,如果全身抵抗力降低,可能会导致慢性肺部感染或肺功能降低。

14.糖尿病患者牙周治疗需要注意什么?

糖尿病患者牙周病一般表现为病情重、进展快、恢复慢等特征,而且牙周病的发生发展及预后与自身血糖水平密切相关。因此,糖尿病牙周炎患者应及时就诊,制定专门治疗方案,听从专业医师医嘱:①了解糖尿病详细相关病史;②加强口腔和全身健康教育,控制感染;③注意治疗时间及时长,最好在服用降糖药后治疗;④尽量采用非手术治疗;⑤防止低血糖;⑥加强牙周维护,缩短维护期。

15.哪些药物会引起牙龈增生? 应该如何处理药物性牙龈增生?

常见的引起牙龈增生的药物有以下几种:抗癫痫药物如苯妥英钠,免疫抑制剂如环孢素,钙通道阻滞剂如硝苯地平、维拉帕米等。如果出现了药物性牙龈增生,可做以下处理:

(1)与相关专科医师协商,考虑更换其他药物或与其他药物交替使用,以减轻不良反应。

(2)通过洁治、刮治去除牙石、菌斑,并消除其他一切导致菌斑滞留的因素,并指导患者切实掌握菌斑控制的方法。

(3)对于牙龈炎症明显的患者,除了去除菌斑和牙石外,可用3%过氧化氢液冲洗龈袋,并在袋内置入抗菌消炎药物。

（4）对于虽经上述治疗但增生的牙龈仍不能完全消退者，可进行牙龈切除并成形的手术治疗，术后若不停药或忽略口腔卫生，则易复发。

（5）指导患者严格控制菌斑，以减轻服药期间的牙龈增生程度，减少和避免手术后的复发。

16.牙周炎造成的骨丧失可以再生吗？

牙周组织的再生（包括骨再生）一直是牙周治疗所追求的最理想的目标，通过手术，某些情况下的骨丧失是可以再生的。但是，多数情况下的骨丧失再生比较困难，这与骨吸收的形式有关，垂直型骨吸收形成的骨下袋有利于骨再生手术，相反，水平型骨吸收不利于骨再生手术。这些手术包括翻瓣术、植骨术和引导性组织再生术（GTR）。其中，引导性组织再生术不仅能够使牙槽骨再生，还能使其他牙周组织包括牙骨质、牙周膜再生，形成一种功能单位，即真正意义上的牙周组织再生。目前，植骨所用的材料主要有自体骨、异体骨、异种骨（小牛骨）及人工合成的生物材料等。

17.牙周炎应该如何治疗？需要手术治疗吗？

对于牙周炎，首先需要做牙周基础治疗，通常来说，需要做超声波龈上洁治术、龈下刮治术、根面平整术。患者自己用牙线、牙线棒等清理牙缝，用牙刷清理牙面，做到良好的菌斑控制。如果有不良充填物、不良修复体，要及时去除。

对于进行完好基础治疗后仍不能消除的牙周疾病，还有可能要做牙周手术治疗，如做牙周翻瓣术治疗、引导性组织再生术治疗等。

如果牙齿松动比较严重，牙齿倾斜移位比较严重，则需要拔牙，拔牙 3 个月后要做假牙修复治疗。做了以上一系列的治疗之后，患者还要做维护期的治疗。因此，患者每隔 3～6 个月就要复诊一次，检查牙周情况，视情况来做相应的治疗。

18.牙周治疗是否一劳永逸？

牙周炎的病因是牙菌斑堆积，而口腔中的牙菌斑在不断形成。即使每天认真刷牙，仍然会有些部位残存牙菌斑、牙结石，因此，牙周炎的治疗不是一劳永逸的。虽然在短期内治疗会取得比较好的效果，但要保持这种效果，就需要长期保持口腔卫生，定期复查，及时进行必要的补充、维护治疗，才能够巩固疗效，避免复发。还应该养成良好的口腔卫生习惯。对于大多数人而言，每半年或者一年接受一次牙周检查和治疗是预防牙周炎的有效措施。

19.牙周病患者用什么牙刷比较好?

牙周炎发生以后,多数会伴有牙周组织萎缩,牙根暴露,在选择牙刷的时候,建议最好选择软毛牙刷,轻柔刷牙,这样能够在起到清洁作用的同时减少对牙根表面的磨损。

20.为什么牙周病患者要先进行牙周治疗才能开始正畸?

对于牙周病患者的患牙,由于牙周组织减少及破坏,使之无法承受较强力量。如果牙周病并没有得到有效治疗,对牙齿进行正畸会使牙周组织承受更大的力量,加速牙周组织的破坏过程,从而使得牙周病情恶化,可能会导致牙周脓肿,牙齿松动明显,导致牙齿拔除。因此,一般正畸治疗要在牙周的炎症得到控制,刺激因素消除,牙周保持较健康的状态下才能进行。

21.有牙周炎的患者可以种牙吗?

牙周炎患者在某些情况下是可以种牙的。牙周炎患者在经过系统的牙周治疗,牙周状况得到很好控制,患者能进行很好的口腔卫生维护时,可以考虑种植牙。但因为牙周炎患者多数骨量不足,可能需要植骨做骨增量。

牙周炎患者种牙之后,需要维护好口腔卫生,因为牙周炎是会复发的疾病。若没有维护好口腔卫生,导致种植的牙齿周围有细菌和菌斑附着、牙结石形成,种植牙会形成种植体周围炎,严重时导致种植牙松动。因此需要维护好口腔卫生,定期的检查是非常必要的。

(李晓光　张丽英)

孕产妇

1.备孕期间,口腔方面需要做哪些准备?

若在孕期出现口腔健康问题,会对母婴有非常大的健康危害,因此,怀孕前的口腔健康检查是必不可少的环节。孕前需要做以下口腔检查:

(1)补牙:补牙在口腔专业术语中称为充填治疗,是对牙齿上的龋坏组织及缺损进行修补。为避免怀孕期间龋病进展至牙髓炎或根尖周炎,造成不必要的痛苦,最好提前检查牙齿,如果有早期龋齿,或者不完善治疗的情况,则应及时治疗。

(2)残根:牙齿残根在孕期可能引起慢性根尖炎或间隙感染。备孕前,对于条件比较好的牙根,医生会建议患者进行治疗和修复,恢复牙齿的正常形态和咀嚼功能,而对于无保留价值的残根,可以尽早拔除。

(3)洗牙:妊娠期间,由于孕妇激素水平变化,容易出现妊娠期牙龈炎,引起牙间乳头肿胀明显,出现疼痛甚至溃疡。因此,孕前洗牙清除牙结石可以减轻甚至避免妊娠期牙龈炎的发生。

(4)智齿:由于人类进化原因,大部分人的智齿都无法完全正位萌出,极易堆积食物残渣,会造成智齿及其临近牙齿的龋坏甚至牙髓炎,还会造成智齿冠周炎及间隙感染,给孕期女性带来巨大的不适。因此,建议在孕前就请医生检查智齿是否有发病隐患,如有隐患应尽早拔除。

为了更好地保证母婴健康,如果在孕前存在上述牙齿问题,建议在备孕期间积极到医院检查和治疗。

2.孕期应该怎么做口腔护理?

(1)正确刷牙:巴氏刷牙法是水平颤动的刷牙方法,是美国牙医学会推荐的比较有效的刷牙方法。

(2)使用牙线:建议每餐结束后都要用牙线清理牙缝内的食物及软垢。

(3)清理舌苔:当口腔出现异味时,可以用牙刷清洁舌苔,清除残留在舌头上的食物,有助于消除口腔内的异味。

(4)漱口:孕妇在每天按时刷牙的基础上,可以时常喝些温开水漱口,以清除口腔内的怪味。

3.宝宝的牙齿发育从什么时候开始?

宝宝的乳牙在妈妈肚子里时就开始发育,大约在第八周形成乳牙胚,由于胎儿与母体血液进行物质交换,母体的营养状况或健康状况,直接影响到快速生长的胎儿。如母亲缺乏钙、磷、维生素,可使乳牙钙化受影响,而出现乳牙釉质发育不良。因此,孕期宝妈一定要保持营养均衡,为宝宝以后可以萌出一口好牙齿做准备。

4.宝宝什么时候开始长牙?

宝宝牙齿一般是在 6～7 个月开始萌出,2 岁半左右 20 颗乳牙全部萌出。乳牙萌出的时间和顺序存在个体差异,与宝宝的遗传因素及营养状态有关。有的宝宝乳牙萌出时间稍早,在 4～5 个月就开始萌出牙齿,也有的宝宝直至 8～9 个月才开始萌出乳牙,但是一般最晚不超过 13 个月左右。如果宝宝 1 岁多牙齿还未萌出,建议去口腔科门诊进行相应检查。

5.乳牙萌出的顺序是怎样的?

乳牙是按照一定的次序萌出的,大多数牙齿的萌出是以先下后上、由前向后的顺序进行。一般在 5～10 个月时,上下两颗乳中切牙萌出,6～14 个月上下各长两颗乳侧切牙,10～17 个月上下各长两颗第一乳磨牙,18～24 个月上下各长两颗乳尖牙,20～30 个月上下各长两颗第二乳磨牙。不同宝宝牙齿萌出的时间多有不同,如果宝宝发育正常,没有其他特殊疾病,即使长牙晚些也不必担心。如果宝宝牙齿萌出时间过晚或顺序差异过大,可到口腔科找专业医师进行检查。

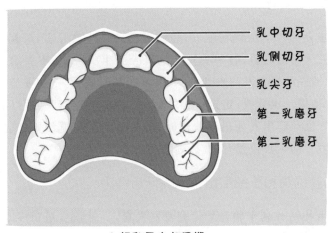

乳中切牙
乳侧切牙
乳尖牙
第一乳磨牙
第二乳磨牙

上颌乳牙生长周期

乳中切牙	5～10 个月萌出	6～7 岁脱落
乳侧切牙	6～14 个月萌出	7～8 岁脱落
乳尖牙	18～24 个月萌出	10～12 岁脱落
第一乳磨牙	10～17 个月萌出	9～11 岁脱落
第二乳磨牙	20～30 个月萌出	10～12 岁脱落

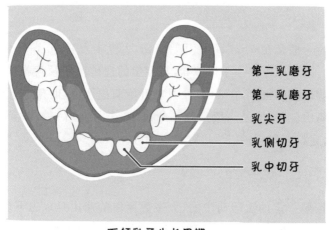

第二乳磨牙
第一乳磨牙
乳尖牙
乳侧切牙
乳中切牙

下颌乳牙生长周期

乳中切牙	5~10个月萌出	6~7岁脱落
乳侧切牙	6~14个月萌出	7~8岁脱落
乳尖牙	18~24个月萌出	10~12岁脱落
第一乳磨牙	10~17个月萌出	9~11岁脱落
第二乳磨牙	20~30个月萌出	10~12岁脱落

6.如何保护乳牙？

新生儿主要是母乳或奶粉喂养,建议进食后喂些温开水,以起到清洁口腔的作用。在乳牙萌出之后,就要关注宝宝口腔卫生状况了,不要给宝宝吃过多有黏性、不易清理的食物及甜食,吃完如果不能及时刷牙,一定要漱口。每天刷两次牙,至少使用一次牙线,定期(大约半年左右)带宝宝到专业口腔医院进行涂氟。当恒牙已经萌出乳牙仍未脱落时,应及时到医院就诊并把乳牙拔除,以免乳牙阻碍恒牙的生长位置,造成牙列不齐。

7.孕期补钙有利于宝宝出生后的牙齿健康吗？

孕期适当补钙有利于胎儿牙齿和骨骼发育,日常饮食可以多吃一些钙、铁含量高的食物,如牛奶、鸡蛋、豆制品等,多进食水分丰富的蔬菜和水果、动物肝脏等。孕妇要保持心情舒畅,不要熬夜,有助于宝宝健康发育。

8.孕妇刷牙出血怎么办？

孕妇刷牙出血有两大方面的原因。一是局部原因,妊娠期激素水平改变,牙龈对局部刺激的反应增强,使原有的牙龈炎症加重,如牙龈炎、牙周病,局部牙结石刺激牙龈,导致刷牙出血。如果是这种情况,孕妇需要掌握正确的刷牙方法,不能因为刷牙出血就不敢刷牙,不刷牙,口腔内会大量堆积菌斑、食物残渣、牙石,加重出血问题。同时孕妇需要到专业口腔门诊进行治疗。二是全身因素,如存在血液系统疾病,这种情况下需要到血液科进行治疗。

9.孕妇牙龈红肿,不敢吃东西该怎么办?

孕期若出现牙龈红、肿、痛的状况,影响正常饮食,则需要及早到医院进行详细的诊治,检查引起牙龈不适的原因,然后进行相应的处理。通常,有以下几种疾病引起牙龈红、肿、痛:

(1)妊娠期牙龈炎:一般出现于妊娠 2～3 个月,8 个月达到高峰,分娩后 2 个月恢复至妊娠前水平。妊娠期激素水平改变,牙龈对局部刺激的反应增强,使原有的牙龈炎症加重,出现牙龈红肿,牙龈袋形成,进食易出血,严重时牙龈缘可有溃疡或假膜形成,此时为轻度疼痛。因此,孕期前进行口腔检查并行牙龈洁治刮治可减轻孕前牙龈状况。

(2)智齿冠周炎:智齿冠周牙龈红肿疼痛,严重者出现开口受限、面部肿胀,此时需要进行冠周冲洗上药,若出现间隙感染,则需要进行抗炎治疗。因此,孕前拔除有隐患智齿非常有必要。

(3)牙周脓肿:这是牙周炎发展到晚期出现牙周袋的常见伴发症状,牙龈红肿,牙齿有浮起感,叩痛,牙齿松动,影响进食。治疗需要到专业口腔机构止痛,预防感染扩散及脓肿切开引流。

10.孕妇牙齿突然松动、出现缝隙是怎么回事? 该怎么处理?

孕妇牙齿松动是由于孕期激素改变,以及口腔卫生维护不佳,导致牙周病症状加重。牙周病会存在牙槽骨吸收、牙齿松动症状,存在这种情况的孕妇在孕期只能先做好口腔卫生,勤刷牙,使用牙线及牙间隙刷、漱口,使用冲牙器,尽量减少食物残渣堆积,减缓牙齿松动的进展。必要时需要到口腔科进行局部处理,待宝宝出生后及时到口腔牙周专科就诊,进行洗牙和牙周刮治。

11.孕期牙疼怎么办? 可以治疗吗?

由于任何操作都存在一定风险,所以如果不是必须要处理的问题,孕期一般不进行口腔治疗。对于整个孕期来说,妊娠第 4～6 个月是相对安全的,如果必须要进行治疗,可以在这三个月内进行。但是,如果孕期出现牙齿剧烈疼痛、明显肿胀等情况,应及时就诊处理急性症状,可以请妇产科协同口腔科会诊,一并进行治疗。需要注意的是,孕妇进行治疗时,坐下、站起要缓慢,尤其在怀孕后期,仰卧姿势会压迫静脉血管,如果坐下、站起动作过快,会出现暂时性的低血压,造成眩晕。如果孕妇过于紧张,不能稳定情绪,可先行简单处理,产后再行完善治疗。但是,怀孕期间孕妇情绪波动较大,还是建议孕前进行口腔检查,若有问题,应及早治疗。

12.坐月子期间可以刷牙吗?

中国产妇有坐月子的习俗,月子期间讲究不得接触生冷物品,因此建议采用温度为 45~60 ℃的温水刷牙漱口。牙刷应采用较为柔软的细毛刷,同时可以结合使用牙线。

13.坐月子和哺乳期可以治疗牙齿吗?

坐月子和哺乳期是可以进行牙齿治疗的,哺乳期不是牙齿治疗禁忌。牙痛急性期可以随时进行治疗,非急性期患者可结合自身情况择期进行治疗。

14.哺乳期打麻药对宝宝有影响吗?

哺乳期患者口腔局部麻醉用药后通过乳汁分泌极微量麻药,为了减少乳汁内麻药含量,麻醉结束后,可暂停哺乳 1~2 次并排空乳房,待麻药完全代谢后再正常哺乳。如果选择的麻醉方式是全麻,药物会通过乳汁排泄,进入宝宝体内,产生一定的影响。有一部分药物可能会存在抑制呼吸功能的危险,严重时会造成宝宝窒息。因此,如果母乳喂养期间进行全麻,建议暂时停止宝宝母乳喂养,等麻药完全代谢以后再恢复,以免给宝宝带来不必要的伤害。

(史衍康)

儿童牙病

1.孩子多大开始长牙?

乳牙萌出一般从 6 个月开始,2 岁完成;恒牙萌出一般从 6 岁开始,12 岁完成。

2.孩子刚出生 3 个月,牙龈上有白色、硬硬的东西,这是怎么回事?

牙龈上的白色东西是上皮珠,是新生儿牙槽黏膜上的角质珠,类似牙齿的白色球状物,但非真正的牙齿,可自行脱落。

3.孩子多大开始换牙？哪些牙会被换掉?

孩子 6 岁时,第一恒磨牙萌出。同时,下颌乳中切牙也被恒中切牙替换。至 12 岁左右,乳牙逐渐完全被替换掉。20 颗乳牙均会被替换掉。

4.孩子应多大开始刷牙？孩子需要天天刷牙吗？该怎么刷呢?

(1)孩子刚出生没有牙齿,但每天母乳喂养后,家长可将纱布套于食指,用清水擦洗牙龈。出生后 6 个月左右,乳牙开始萌出,在哺乳或饭后,家长就可使用指套牙刷,用清水擦洗牙面。随着乳牙逐渐萌出,先由家长代为刷牙,可使用儿童牙刷,并培养幼儿对刷牙的兴趣,到孩子会漱口时,可以使用含氟牙膏刷牙。随着幼儿的成长,在家长的帮助和督促下,使其逐渐掌握刷牙技巧,到 6 岁以后,孩子就可以独立刷牙了。

(2)每天刷牙两次,早晚各一次,每次至少 2 分钟,刷牙要面面俱到,晚上睡前刷牙更为重要。

(3)适合儿童的刷牙方法是圆弧刷牙法。圆弧刷牙法的要领是用连续圆弧动作让牙刷头转小圈。刷牙齿外侧面时,刷头从上排后牙牙龈区向前做画圆弧动作,轻柔刷到下排牙龈区,从后牙区逐渐刷到前牙区,先刷一侧,再刷另一侧;刷牙齿内侧面时,前后往复短距离震颤刷后牙内侧面,刷前牙内侧面时,可将牙刷柄竖起,上下提拉震颤;刷牙齿咬合面时,将刷毛垂直于牙齿的咬合面,稍用力做前后短距离来回刷的动作。

5.孩子多大可以使用牙膏？每次使用多少合适？孩子刷牙,推荐使用什么牙膏?

孩子会漱口时就可以使用牙膏了,因为孩子容易蛀牙,建议使用含氟牙膏。3 岁以下孩子,推荐使用米粒大小的牙膏;3～6 岁孩子使用豌豆大小的牙膏;6 岁以上孩子可适量增加,但不应超过 1 厘米。

6.孩子的牙齿需要涂氟吗?

相对于恒牙来说,儿童乳牙矿化程度稍差,加上夜奶,清洁不及时,很容易患龋齿。氟有抗菌和坚固牙齿的作用,涂氟是一种常用而有效的防龋措施,能明显减少乳牙的龋患,安全有效,一般建议每 3～6 个月涂一次。

7.什么是窝沟封闭？什么时候做合适？

牙齿的表面,尤其是后牙牙齿的表面,有很多窝沟点隙,有些窝沟很深,很难通过刷牙清洁干净,就容易患龋齿。窝沟封闭就是在牙齿刚萌出,还没有发生龋齿时,将这些窝沟点隙用一种树脂型材料封闭起来,使之不容易塞进食物残渣,有利于清洁,可明显减少龋齿的发生。窝沟封闭一般有三个年龄段,分别为 3 岁乳磨牙萌出后、6 岁第一恒磨牙萌出后、12 岁第二恒磨牙萌出后。

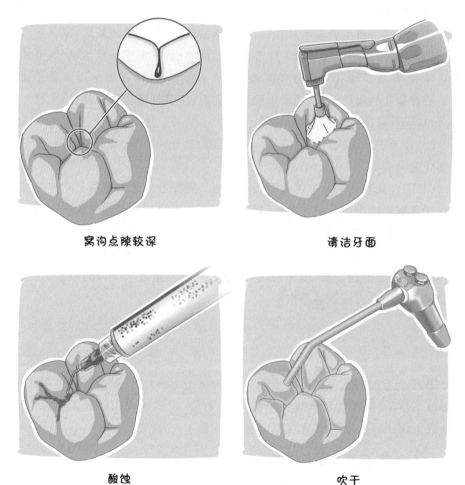

窝沟点隙较深　　　　　　　　　清洁牙面

酸蚀　　　　　　　　　　　　吹干

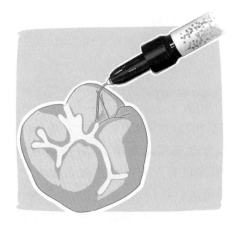
涂布窝沟封闭剂

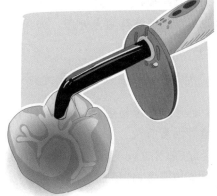
光固化

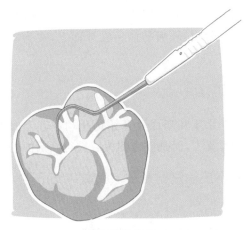
使用探针检查

8.孩子前面的牙齿成块脱落是怎么回事？该怎么办？

这种情况一般是奶瓶龋,又名夜奶龋,主要是因为没有养成好的口腔卫生习惯。孩子吃完奶后,没有刷牙而直接睡觉,食物就滞留在牙齿表面,而睡觉的时候唾液分泌少,自洁作用差,时间久了就容易龋坏。对于已经龋坏的牙齿,只能进行龋病治疗,必要时可以预行成冠修复。同时,建议只要孩子有牙齿萌出就开始刷牙,刷牙后尽量不要再吃任何东西。

9.孩子牙面上有黑乎乎的东西,刷也刷不掉,该怎么办？

这些黑色的东西可能是色素沉着或龋坏。色素沉着一般只有颜色改变而牙面没有缺损,主要是因为没有刷干净牙齿所致,可以通过认真刷牙去除,必要时也可以到医院行抛光处理。如果是龋坏,牙体一般会出现牙面凹坑,需要到医院就诊治疗。

10.我每天给宝宝刷牙,也不让他吃糖,牙为什么还是坏了?

乳牙较恒牙易患龋,这与乳牙的解剖结构、组织结构、矿化程度及其所处环境等因素有关。①乳牙解剖形态特点:牙颈部明显缩窄,牙冠近颈部 1/3 处隆起,邻牙之间为面接触,殆面的点隙裂沟以及牙列中的生理间隙等均易导致食物滞留,且易成为不洁区。②乳牙组织结构特点:釉质、牙本质薄,矿化度低,抗酸力弱。③食物:儿童的饮食多为软质食物,黏稠性强,含糖量高,易发酵产酸。④口腔自洁和清洁作用差:儿童睡眠时间长,口腔处于静止状态,唾液分泌减少,故自洁作用差,有利于细菌增殖,增加患龋机会。又因宝宝年龄较小,不能很好地刷牙,食物、软垢易滞留在牙面上,成为龋病发生的重要因素之一。

11.宝宝的牙坏了,补钙管用吗?

不管用。所有的乳牙牙胚形成及开始钙化均在胚胎时期,因此,等到宝宝牙坏了才补钙已经来不及了,而是应该到医院进行龋病的治疗。

12.乳牙坏了要不要治疗? 好多人都说,"反正得换,不用补了",这种说法对吗?

这种说法是不恰当的。虽然乳牙会换,但是由于乳牙的病变会对儿童的咀嚼功能、发音、美观及恒牙替换等方面产生不利影响,因此还是需要及时治疗的。

13.乳牙可以"杀"神经吗? "杀"神经对脑神经或恒牙有影响吗?

当乳牙的病变累及牙神经时,则需要进行牙髓病变治疗,即所谓的"杀"神经。这种治疗对恒牙和脑神经没有影响,但如果乳牙的牙髓病变得不到及时处理,发展成为乳牙根尖周病变,则有可能累及乳牙根周围的恒牙胚,从而对恒牙产生一定程度的影响。

14.为什么有的乳牙已经做了根管治疗了,过段时间还会肿痛?

乳牙根管治疗时,根管内充填的是可吸收的药物,只有这样才不会影响换牙。部分乳牙根管治疗时间比较早,还没有换牙时,根管内的药物就已经被吸收了,因而有可能再次发生肿痛,需要再次进行治疗。

15.孩子门牙磕断了怎么办?

孩子如果门牙磕断了,应及时到医院治疗,根据孩子的年龄和折断的部位等情况,选择不同的治疗方式。如果牙齿完全从口内脱出,应冲洗干净后保存在牛奶、生理盐水或舌下,切忌干燥保存。

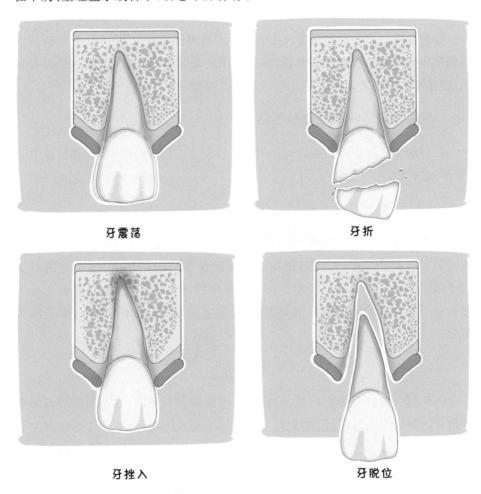

牙震荡　　　　　　　　　　　　牙折

牙挫入　　　　　　　　　　　　牙脱位

16.孩子牙疼会导致发烧吗?

当乳牙的病变引起根尖周炎症时,尤其是出现急性牙槽脓肿或间隙感染时,会出现全身发热、淋巴结肿大等症状。

17.孩子的牙齿坏得只剩下牙根了怎么办?

即使孩子的牙齿坏得只剩下牙根了,也不能轻易拔除,而是应该根据具体情况,必要时行乳牙的根管治疗及预成冠修复。因为牙齿在牙弓中保持正确的位置是多方面力量相互作用的结果。乳牙过早丧失将影响继承恒牙的正常萌出,造成恒牙排列不齐。

18.局部麻醉对孩子大脑有影响吗?

没有影响。孩子在治牙过程中大多采用局部浸润麻醉,该方法是将麻药注射到患牙根尖周组织的神经末梢,麻醉作用在患牙周围起效,与脑神经没有关系,因此对大脑没有影响。

19.幼儿牙疼时不配合治疗怎么办?

若对幼儿进行积极安抚后幼儿仍然无法配合,可采用无痛舒适化治疗方式(全麻)进行治疗。

20.全麻下补牙或者根管治疗对孩子有影响吗?

儿童全麻下补牙或根管治疗是作为日间手术,在全麻下完成的,通常将麻醉时间控制在 3 小时左右,根据美国麻醉医师协会的研究,这个时间对于孩子来说是比较安全的。手术后孩子会被送到恢复室接受观察,等到各项生命体征平稳时,孩子完全清醒后就可以安全回家了,全麻对孩子没有什么影响。

21.孩子的牙齿有很多间隙,正常吗?

乳牙间大多存在生理间隙,包括灵长间隙和发育间隙,这些间隙有利于未来恒牙的萌出与排列,是正常现象。

22.为什么要给孩子多吃坚硬耐磨的食物?

由于儿童的饮食多为软质食物,容易造成颌骨发育不足,导致骨量小于牙量,从而引起牙列拥挤。因此,鼓励儿童多吃坚硬耐磨的食物,可促进颌骨发育。

23.孩子乳牙不齐没关系,换了牙就好了,这种说法对吗?

这种说法是不对的。殆的发育异常往往开始于学龄前儿童和替牙期少年。有些是先天的发育异常,有些可能是婴儿出生时使用助产器具造成的骨骼异常,还有相当一部分是牙病或不良功能习惯造成的咬合异常。这些异常必须在刚出现不久即予以适当纠正,否则会引起严重的错殆畸形。

24.孩子乳牙不掉怎么办?

乳牙不掉分为两种情况:

(1)当恒牙已经萌出,乳牙尚未脱落时,应及时拔除滞留乳牙,以防恒牙异位萌出。

(2)当拍片发现无继承恒牙胚时,则应保留该乳牙,不予处理。

25.乳牙掉了,恒牙一直不长,该怎么办?

(1)由于乳切牙过早脱落,坚韧的龈组织阻碍恒切牙萌出者,可在局麻下施行开窗助萌术,恒牙即可很快萌出。

(2)由于牙瘤、多生牙或囊肿等阻碍牙齿萌出,须手术摘除牙瘤。

(3)若该现象与全身疾病有关,则应查明原因,针对全身性疾病进行治疗。

26.成年人还有乳牙没有脱落,需要拔吗?

这种情况大多是由继承恒牙胚缺失造成的,应该先拍片确认是否有继承恒牙胚,若无,则应保留乳牙。

27.为什么有时候孩子嘴里会臭臭的?

(1)口腔卫生不好:不勤刷牙等不良口腔卫生习惯可导致大量食物残渣长时间嵌塞于牙缝中,经口腔细菌发酵、分解,产生大量挥发性硫化物、吲哚等物质,而产生口腔异味,食物残渣和脱落黏膜上皮细胞亦可引起舌苔和舌背菌斑的增加,导致口臭。

(2)消化不良:通常是由于紧张、饮食不当等因素导致的,由于肠道消化功能减弱,食物残留停留在肠道中无法排出体外,并在体内形成毒素,从而出现口臭。

(3)龋齿:当有牙洞出现时,会引起食物嵌塞,也会有大量细菌聚集,导致口臭。

28.儿童新长出来的牙齿为什么呈锯齿状?

孩子新换的牙齿切除呈锯齿状大多是正常现象,因为牙齿的发育是由几个发育叶融合而成,刚萌出的牙齿发育叶之间融合部分较短,凸显尖端明显,呈现锯齿状,这种锯齿状的牙齿经过长时间磨耗,会慢慢磨平,通常不需要特殊处理。

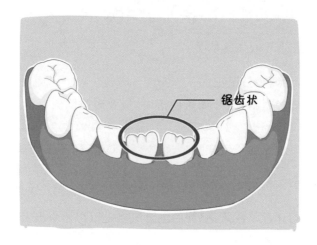

锯齿状

牙隐裂

1.牙上有裂纹怎么办? 还能长好吗?

牙齿上出现裂纹后,是无法自行修复的。根据裂纹的深浅,可以采用以下治疗方式:

(1)如果只是浅表釉质裂纹,无牙髓炎症状者可以调改咬合,以减小侧向咬合力量,防止裂纹进一步加深,用封闭剂封闭裂纹,并定期观察。

(2)对于咬合时偶尔有症状的裂纹,可磨除裂纹并用树脂材料修复,必要时行全冠修复。

(3)对隐裂纹较深且并发牙髓炎或根尖周炎者,应行牙髓治疗后全冠修复。为防止治疗过程中牙齿折裂,应彻底降低咬合,治疗前可做带环黏固或临时冠以保护牙冠,治疗后及时全冠修复。而全冠只能包住牙冠,将隐裂纹箍在其中,全冠无法箍住牙根裂纹,也无法控制隐裂纹向牙根发展。一旦隐裂纹向下发展达到牙根,患牙可能要面临被拔除的风险。

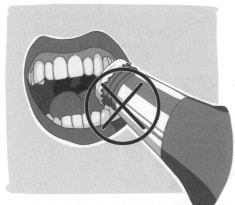

咬瓶盖容易导致牙隐裂甚至牙折断

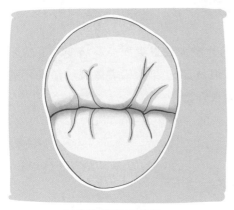

牙隐裂程度示意图1

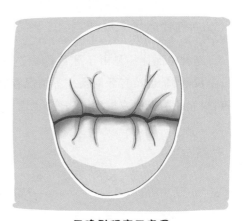

牙隐裂程度示意图2

牙隐裂程度示意图3

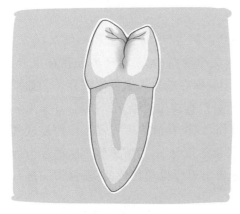

牙隐裂程度示意图4

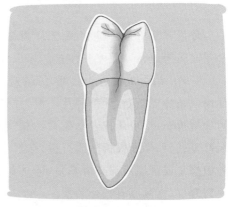

牙隐裂程度示意图5

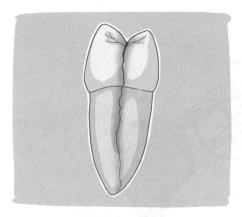

牙隐裂程度示意图6

2.为什么牙上没有洞，也一点儿不活动，但仍需做根管治疗呢?

这种情况往往是由于牙齿隐裂造成的牙髓炎或根尖周炎等病变。虽然牙齿上没有洞，也没有牙周疾病等情况存在，但是，由于细菌沿着隐裂纹渗入牙髓腔，引起牙髓炎症或根尖周病变，也需要做根管治疗。

（季梅）

牙外伤

1.牙齿摔断了，该怎么应急处理?

牙齿摔断后，应携带折断的牙齿尽快到医院进行口腔检查和拍摄X线片，必要时需要进行口腔CT检查。如果牙齿完全脱落，需要将牙齿保存在蛋清、4℃牛奶中或存放在舌头底部，尽量避免干燥保存或自来水浸泡保存。①如果牙齿只是牙冠折断，牙神经及牙根无损伤，可以直接用树脂充填修复;②如果牙齿牙冠折断，出现牙神经暴露而牙根无损伤，则根管治疗后行冠黏接修复或桩冠修复;③如果牙根折断或折裂，在不能保留的情况下，需要拔除摔断的牙齿后种植修复或可摘局部义齿修复;④如果牙齿出现脱位和移位，要根据情况进行牙齿复位，恢复原有咬合关系。

2.牙齿之前磕伤过,现在变黑了怎么办?

牙齿受到外力碰撞后,可能会发生牙髓充血,此时血色素会渗入牙体组织,导致牙齿变色。牙齿变黑后,需要到医院对牙齿做详细检查,检查牙齿活力及根尖状况。如牙髓出现坏死,则需要进行根管治疗,治疗后可以进行牙齿美白或冠修复,恢复牙齿正常颜色。

（史衍康）

牙齿美白

1.牙齿越白越健康吗?

牙齿并不是越白越好。正常的牙齿是淡黄色的,因为牙齿由牙釉质、牙本质和牙髓组成。牙釉质是白色透明的,牙本质呈淡黄色、不透明,牙釉质包裹在牙本质外,因而整个牙齿看起来也呈淡黄色。每个人牙齿的颜色深浅不一,是因为每个人牙本质的矿化程度不同,某些特别白的牙还可能是因为牙齿不够健康。四环素牙、氟斑牙则是由于各种原因影响了牙本质的发育,因而造成了黑黄色、白垩色的牙齿。对牙齿来说,其实清洁、无龋洞、坚固、整齐、牙周健康都比牙齿白更重要。

2.牙齿发黄怎么办,能变白吗?

想要发黄的牙齿变白,首先要看牙齿发黄是由于牙齿本身的颜色比较黄,还是由于牙齿表面覆盖了菌斑、食物残渣、牙结石,导致牙齿看起来颜色发黄。如果是第一种情况,可以考虑应用牙齿美白或者瓷贴面修复进行变白治疗。如果是第二种情况,可以考虑通过洁牙和喷砂的方法,将牙齿表面的牙结石和色素清理干净,牙齿本身的颜色就会显露出来。

3.为啥有些年龄大的人会有一口"老黄牙"呢?

我们看到的牙齿的颜色不仅是牙齿表面的颜色,还包括透过牙齿表面的牙釉质显现出来的牙本质的颜色。牙齿变黄、着色的原因有很多,主要分为外源性和内源性两种。

（1）外源性原因：牙齿变黄是由于牙齿表面存在多种细菌，它们在牙齿表面分泌许多黏性物质。日常饮食，喝茶、咖啡，吸烟等都会在牙齿上留下色素，这些色素吸附在这些黏性物质上，逐步使牙齿表面变黄或变黑。日积月累，这些物质还会从牙齿表面逐渐深入牙齿内部，形成内部污渍，使牙齿内部也慢慢变色。

（2）内源性原因：在牙色发育过程中产生了着色，除了遗传因素外，最常见但也往往被忽略的是由于年龄增长引起的牙齿变黄。

此外，着色还有三种情况：第一，是由药物引起的牙齿变黄，如四环素沉积在牙齿内部，就会使牙齿变黄；第二，如果饮用水里面含有太多氟，也可能导致氟斑牙，牙面出现白粉笔色、棕褐色斑块；第三，如果牙神经坏死与细菌分解产物结合，牙齿就会变黑。

日常维护：①尽量避免吸烟，以免给牙齿表面"染色"；②饭后记得漱口，及时赶走可能附着的细菌和色素；③每天坚持至少早晚刷牙两次，如果能配合使用洁白牙膏更好；④正确使用牙线，不要给牙齿间隙中的污垢留下可乘之机；⑤咨询专业的牙医，每年定期去医疗机构洗牙，给牙齿做"大扫除"。

4.牙齿漂白有用吗？会损伤牙齿吗？

牙齿漂白是使用美白药物分解牙齿硬组织色素，以达到使牙齿变白的效果。这种美白方式已经使用多年，非常成熟，使用正规产品，配合正确的操作，不会对牙齿造成伤害。

5.美容院宣传的"纳米浮雕美白牙"靠谱吗？

不靠谱。所谓的"纳米浮雕美白"只是包装出来的一个概念而已，它实际上是模仿口腔科美学修复中的树脂贴面或瓷贴面技术。这两项技术敏感性很高，美容院操作人员未经系统医学教育，缺乏口腔专业知识，操作过程中难免存在很多问题。因此，所谓的"纳米浮雕美白牙"并不符合医疗规范，可能会对牙体、牙龈等造成伤害。

6.氟斑牙需要怎么预防，怎么治疗？

对于预防氟斑牙，我们要做到以下几点：

首先，最好不要喝含氟量高的水。儿童 7 岁以前是氟斑牙形成的高发年龄，这时候恒牙胚正在发育，如果饮用含氟量超标的水，则容易形成氟斑牙。因此，7 岁以前的儿童不要在含氟量高的水源地居住；还要做到早发现、早治疗。

建议儿童每 3～6 个月进行一次口腔检查,以早期发现牙齿的异常状况。如果发现氟斑牙,应尽量减少高氟饮水的摄入,可以预防氟斑牙进一步加重。现在,很多家长怕孩子的牙齿发生龋坏,就给孩子用一些含氟牙膏,含氟牙膏有一定的防龋作用,但如果使用剂量不当,也会造成氟斑牙。因此,我们建议家长在给孩子选用含氟牙膏时一定要慎重,可以咨询医生如何使用含氟牙膏,避免形成氟斑牙。

可以通过以下方法治疗氟斑牙:如果出现轻度氟斑牙,也就是牙齿存在轻微变黄,可以通过美白方式,如激光美白、冷光美白或者化学药物美白的方式,达到相对比较好的效果。如果是中重度氟斑牙,可以通过以下三种方法治疗:第一种修复方法是贴面美学修复,贴面美学修复是一种微创又美观的手段,目前被非常广泛地应用于氟斑牙患者,它最大的优点是需要磨除的牙量少,恢复的美观效果好,但是价格比较昂贵。第二种修复方法是树脂充填,但是需要磨除的牙量在 2 毫米左右,而且树脂容易老化,一般需要 5 年更换一次。它的优点是价格较低,普通家庭也能接受。第三种是全冠修复,全冠修复最大的缺点是需要磨除的牙量巨大,牙齿整体上要磨除 1～2 毫米,磨除以后再佩戴牙冠,价格从低廉到高昂不等,患者可以自行选择。

7.四环素牙可以做美白吗?

四环素牙是否可以做美白,需要根据牙齿变色的情况来定,如果出现轻度四环素牙,也就是牙齿存在轻微变黄,可以通过美白方式,采用激光美白、冷光美白或者化学药物美白的方式,达到相对比较好的效果。如果患者出现中度甚至重度四环素牙,单纯冷光美白效果相对比较有限,如果患者接受此类改变,则可以采用这种美白方式;如果患者要求比较高,则需要采用瓷贴面,甚至采用全瓷冠的方式,才能达到正常的牙齿颜色。因此,在选择相应的治疗方式时,一定要让专业的医生检查、设计,而不是患者自己决定美白方式,一定要听取医生建议。

(郭明鑫　孙静)

口腔黏膜疾病

1.孩子发热,口腔黏膜发红,有小水疱、溃疡是怎么回事?

通常情况下,这种症状提示病毒感染,一般可能为单纯疱疹病毒引起的疱疹性口炎、手足口病、疱疹性咽峡炎,具体情况需就医检查。

(1)疱疹性口炎患儿的牙龈会出现红肿现象,严重者牙龈会出现出血症状。患者口腔黏膜任何部位皆可发生成簇小水疱,继而破溃形成口腔溃疡,唇和口周皮肤也有类似病损。

(2)手足口病是一种儿童传染病,托幼单位是主要的流行场所,多发生于3岁以下的幼儿。主要表现为手足皮疹以及口腔黏膜的疱疹或者疱疹破裂后的溃疡。溃疡位于腭弓前方、舌部和颊黏膜,少数位于唇龈沟、软腭及硬腭上,偶尔出现在悬雍垂、唇和扁桃体上。

(3)疱疹性咽峡炎患者的口腔疱疹和溃疡一般位于腭舌弓、软腭、扁桃体和悬雍垂,疱疹数量通常不超过 10 个。少数情况下,疱疹也可见于硬腭、舌或颊黏膜。

2.为什么"上火"时,嘴唇周围总长小水疱?

实际上,这是由单纯疱疹病毒(HSV)感染引起的口唇疱疹。一般,疱疹性口炎复发感染的部位在口唇或接近口唇处,常为多个成簇的疱,随后破裂、糜烂、结痂,一般行抗病毒及局部对症治疗。

3.得了带状疱疹("蛇缠腰""缠腰龙")怎么办?

带状疱疹由水痘-带状疱疹病毒感染引起,以沿单侧周围神经分布的簇集性小水疱为特征,常伴有明显的神经痛。发生于胸腰腹部时常称为"蛇缠腰""缠腰龙",很大可能是儿童时期感染水痘痊愈后,病毒隐藏在神经节内,不引起任何症状,直到人体抵抗力下降时,它们才会重新激活并沿着神经纤维向皮肤蔓延,导致疱疹以及疼痛。建议一旦发现带状疱疹的症状就开始使用抗病毒、营养神经的药物,如阿昔洛韦、泛昔洛韦、维生素 B_1、甲钴胺等。

4.新生儿口腔里有雪白色斑片是怎么回事?

这属于口腔念珠菌感染,又称"鹅口疮",多见于新生儿或使用抗生素引起口腔菌群失调的小儿。损害区黏膜可充血,有散在白色或淡黄色斑块,可擦去。涂片镜检可见菌丝和孢子。患儿病损局部可用 2% 碳酸氢钠溶液清洁,也可在哺乳前后用药洗净乳头,以免重复感染,病损局部还可用制霉菌素制剂涂抹。病损消失后,仍需用药 3~7 天,以防复发。

5.口腔黏膜发白是怎么回事?

若口腔黏膜发白,首先要鉴别是口腔黏膜本身发白,还是口腔黏膜上附着白色假膜。口腔黏膜本身发白需要看具体的黏膜特征及临床症状,如口腔黏膜过度角化、口腔扁平苔藓、口腔白斑、口腔黏膜纤维化等都会引起口腔黏膜发白。附着于口腔黏膜上的白色假膜也需根据临床表现进行诊断,口腔黏膜溃疡或糜烂表面会有白色假膜覆盖,若口腔内出现白色念珠菌感染,也会出现白色假膜。

6.吃了海鲜(鱼、虾或其他食物)后嘴唇突然肿了,呼吸不畅,这是怎么回事?

这是一种急性局部反应型黏膜皮肤水肿,称为"血管神经性水肿"。发病机制属Ⅰ型超敏反应。某些食物如鱼、虾、蟹、蛋类、奶类,药物如磺胺类、感染因素等都有可能成为变应原。病变好发于唇、舌、颊、眼睑、耳垂、咽喉等,引起局部肿胀,但病变消失迅速,且不留痕迹。首先应明确并隔离变应原,若有呼吸不畅,应及时就医。

7.全口糜烂,皮肤出现红斑是什么情况?

若为急性发病,首先考虑超敏反应,通常为黏膜皮肤的一种急性渗出性炎症性疾病,一般认为发病与过敏体质有关。口腔上下唇、颊黏膜、腭部黏膜广泛出血、糜烂,通常被覆假膜,皮肤病损常对称分布。治疗上应抗过敏、控制继发感染、局部对症治疗。

8.早晨起来,口腔内脱皮是怎么回事?

这种情况通常为无痛性口腔黏膜脱皮,这与我们所使用的牙膏或漱口水中含有的月桂醇硫酸酯钠或十二烷基硫酸酯有关,并不是每个人都会遇到这种情况,这与个体的黏膜耐受程度相关。

9.复发性口腔溃疡会遗传或传染吗?

复发性口腔溃疡是不会遗传的,也不传染。复发性口腔溃疡一般是患者体内缺乏维生素或平时工作压力较大导致的。如果患者被检查出了复发性口腔溃疡,就要及时前往医院进行就诊。患者平时也要多注意饮水,多吃一些新鲜的蔬菜和水果,少食辛辣、荤腥食物,避免病情恶化。

10.口腔溃疡为什么那么痛?

口腔溃疡是由于免疫力下降、缺乏营养等原因导致口腔黏膜受到破坏,出现红肿、糜烂等症状的一种常见疾病。人体口腔黏膜分布着大量神经末梢,由于黏膜受到破坏,神经末梢暴露在外,受到唾液刺激或外界冷热变化刺激时,神经末梢将刺激传导至中枢神经,患者便会感受到比较强烈的疼痛。

口腔溃疡的患者应该保证充足的睡眠,睡眠不足或过度劳累可能会加重病情。在饮食方面,建议以清淡为主,尽量避免辛辣等刺激性食物,以减少对口腔黏膜的刺激。养成良好的刷牙习惯,保持口腔清洁,可以减少细菌感染和对黏膜的刺激。口腔溃疡患者也可以在专业医生的指导下使用 0.05% 氯己定含漱液或复方氯己定液等治疗。

11.口腔溃疡真的只是"上火"吗?

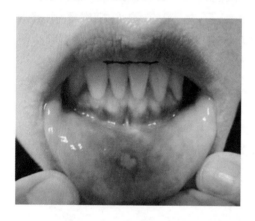

复发性口腔溃疡是发生在口腔黏膜上的单个或多个溃疡性损害。溃疡多为圆形或椭圆形,周期性反复性发作。本病属于中医学所说"口疮"。口疮的病因病机是复杂的,与脏腑、阴阳、气血、寒热、虚实均有关系,应因人而异,辨证论治,不能简单地认为口疮是因为上火,应尽清火、泻火治之。例如,由中气不足、虚火上炎引起的口疮,服凉药则无效。

12.口腔溃疡反反复复发生怎么办?

反复口腔溃疡的发病因素可以分为局部因素和全身因素,其具体治疗方式如下:

(1)局部因素:反复的口腔溃疡可能是创伤性溃疡,由于口腔内出现残根或者龋坏反复摩擦舌头或颊黏膜造成溃破,这时需要将牙尖或龋坏的地方进行磨光或充填治疗,防止颊部或舌头反复碰触到残根、龋坏,而形成溃疡面。

(2)全身因素:反复的口腔溃疡可能是复发性阿弗他溃疡,是局部反复上火、感染引起的溃破性疾病,溃疡可能会有一个或数个,有时 2 周左右会自愈。但是,身体抵抗力低下或者精神压力较大时容易反复发作。患者应保持心情愉悦,避免过度劳累,保持身心健康,可以服用维生素 B、维生素 C 来增强抵抗力,防止溃疡反复发作,同时也可以用去火、抗感染的药物进行控制。当溃疡形成以后,用促进愈合形成的药物,如康复新液、金喉健来对溃疡进行控制。患者也可以找中医进行全身的系统调节,对促进溃疡愈合也有好处。

13.怀孕期间得了口腔溃疡怎么办?

如果孕妇发生口腔溃疡,应根据病情进行局部治疗,并在产科医生的指导下用药。若孕妇在怀孕期间不使用药物,可以在用餐后及时漱口,但漱口水并没有促进溃疡愈合的作用,仅可保持溃疡表面清洁。孕妇在吃东西时应避免碰到溃疡部位,并且尽量多摄入蔬菜、水果,尽量避免咬伤,从而减少口腔溃疡复发。

14.长期复发性口腔溃疡会变成白塞病吗?

复发性口腔溃疡和白塞病是两种不同的疾病。因此,复发性口腔溃疡长期发作并不会转变成白塞病。白塞病也称白塞综合征或口-眼-生殖器三联征,以反复发生的口腔溃疡、生殖器溃疡、皮肤损害和眼部病变为主要特征。治疗的目的在于控制现有症状,延缓疾病进展,一般为局部对症治疗,全身使用皮质类固醇激素等,中医中药治疗。

15.怎么处理口腔黏膜烫伤?

口腔黏膜烫伤轻者会发生口腔黏膜发红,应用凉水漱口,避免食用过热、刺激性食物;重者会发生创伤性血疱,若血疱较大,应及时就医。若疱壁破损,可局部使用防腐、消毒、止痛的散剂,也可用氯己定等漱口液含漱消毒。应注意培养良好的进食习惯,细嚼慢咽,不吃过烫食物。

16.误服强酸强碱后发生化学性灼伤怎么办?

误服强酸、强碱或口腔接触到这类化学物质容易发生口腔黏膜和嘴唇的腐蚀性灼伤。接触到化学物质的口腔黏膜会出现充血水肿、大面积糜烂,部分患儿口腔黏膜甚至会坏死,呈白色假膜。另外,口腔黏膜烧伤常波及咽喉部位,水肿易向颈及咽喉部软组织转移,极易引起窒息。因此,一旦发现儿童误服强酸、强碱等化学物质,家长要立即用清水或生理盐水清洗口腔,并口服牛奶、蛋清、豆浆等。然后,要立即将其送往医院,由专业的医生再对口腔和患儿的全身做相应的处理。

17.什么是天疱疮？天疱疮能治愈吗？

天疱疮是一类严重的慢性黏膜-皮肤自身免疫大疱性疾病，最多见于40～60岁人群。作为自身免疫性的大疱性疾病，本病不可能完全根治，但可以通过及早发现、正规治疗，达到病情控制。

18.口腔扁平苔藓是什么病，会传染吗？

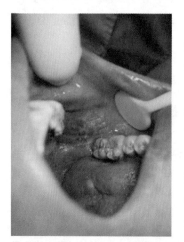

口腔扁平苔藓是一种口腔黏膜慢性炎性疾病，病因不明，但是一般不会传染。口腔扁平苔藓与多种因素有关，如免疫因素、精神因素、内分泌因素、感染因素、微循环因素、遗传因素、系统性疾病及口腔局部刺激因素等。口腔黏膜扁平苔藓病损呈灰白色角化小丘疹，互相交织排列成网状、条纹状等多种形态。临床可见口腔扁平苔藓发病与精神因素有关，如过分忧虑、精神紧张等。这些因素去除后，病情可缓解，因此，患者要注意身心因素对病情的影响。

19.口腔白斑是癌前病变吗？

口腔白斑是发生在口腔黏膜上的白色斑块，不能被擦去，除去局部刺激因素后也不能逆转，在临床和病理上不能诊断为其他疾病。口腔白斑是癌前病变。但是，临床上口腔白斑需要与白色角化病、口腔念珠菌病、口腔梅毒黏膜斑等鉴别。

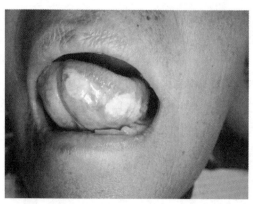

20.嘴唇老是起皮怎么办?

嘴唇老是干裂起皮,这种情况可能是因为嘴唇部位出现了慢性唇炎。慢性唇炎的具体形成原因可能很复杂。因为慢性唇炎有可能由过敏性因素导致,如出现慢性接触性皮炎,一般是因为接触了特定餐具,从而导致慢性唇炎。也可能是由于长期不当使用润唇膏或化妆品,导致局部化学性刺激,最终产生慢性唇炎。或者是患者对于特定的食物慢性过敏,如某些水果,常见的有菠萝或芒果等,经常吃这些水果可能会导致慢性唇炎的发生。慢性唇炎也可能是因为患者嘴唇干燥,而这种干燥是季节性因素导致的。

21.怎样防治口角干裂?

口角干裂是口角炎的常见表现,口角炎有许多种,按照病因可分为四类,即营养不良性口角炎、感染性口角炎、接触过敏性口角炎和创伤性口角炎,也有些口角炎的病因尚不完全明确,临床上一般比较常见的是前两种。对于不同原因引起的口角炎,其治疗方法是不同的。

(1)营养不良性口角炎由营养不良或维生素缺乏引起,也可由糖尿病、贫血等全身因素引起。治疗应根据其病因给予相应的药物,如补充维生素、叶酸等,以治疗全身疾病;局部可涂溃疡软膏等。如渗出较多,可先用0.1%雷弗诺尔湿敷,待渗出减少后再涂抹溃疡软膏。

(2)感染性口角炎可由细菌、病毒或真菌引起,最常见的是白色念珠菌、金黄色葡萄球菌和链球菌。对于不同病原体所致口角炎,应采用不同的药物进行治疗。对于细菌引起的口角炎,需给予抗生素类药物;若由白色念珠菌引起,则用制霉菌素甘油;对疱疹病毒引起的口角炎,则应使用抗病毒药物如阿昔洛韦软膏。

22.舌头上出现裂纹怎么办?

舌头上出现裂纹是沟纹舌的表现,通常为舌背一条或长或短的中心深沟和多条不规则的副沟,又称为脑回舌或皱褶舌。该病为良性,无症状者一般无须治疗,需要消除恐惧心理。为防止食物残渣和细菌在沟内积聚而产生口臭,可在饭后睡前用软毛牙刷轻刷舌部。局部治疗以抗感染为主。若有炎症,可以用漱口水含漱。若裂纹过深,疼痛难忍,可考虑手术。

23.舌头上没有舌苔是怎么回事?

这是萎缩性舌炎的表现。除黏膜表面的舌乳头萎缩消失外,舌上皮全层乃至舌肌都萎缩变薄,全舌色泽红,光滑如镜面,有时苍白,又称"光滑舌"或"镜面舌"。病因有贫血、烟酸或维生素 B_2 缺乏、干燥综合征、念珠菌感染等。一般,应对症治疗和针对不同病因进行治疗。

24.自觉口腔黏膜僵硬,张口困难是什么情况?

通常,这是口腔黏膜下纤维性变的表现,临床上常表现为口干、灼痛、进刺激性食物疼痛、进行性张口困难、吞咽困难等症状。口腔黏膜下纤维性变是一种慢性进行性、具有癌变倾向的口腔黏膜疾病,与咀嚼槟榔密切相关。此外,进食辣椒、吸烟、饮酒会加重黏膜下纤维化,亦与营养、免疫、遗传因素等有关。在治疗上,应戒除嚼槟榔习惯、戒烟戒酒,避免辛辣食物刺激,应用活血化瘀的药物。

25.舌部有烧灼样疼痛应该怎么办?

若舌部没有明显的临床损害体征,考虑为灼口综合征。这是以舌部为主要发病部位,以烧灼样疼痛为主要表现的一组综合征,又称舌痛症、舌感觉异常、口腔黏膜感觉异常等。病因较为复杂,以精神因素为主。在治疗上,应消除局部刺激因素,纠正伸舌自检的习惯,伴有失眠、抑郁等精神症状者可服用抗焦虑药物、抗精神药物等,同时采用心理治疗来提高治疗效果。

26.口腔黏膜出现黑斑需要治疗吗?

黏膜黑斑是指与种族性、系统性疾病、外源性物质所致的口腔黏膜色素沉着无关的黑素沉着斑,其原因不明,表现为棕色至黑色的均匀一致的椭圆形斑片,边界清楚,不高出黏膜表面,多孤立散在分布,直径小于 1 厘米,目前认为是良性病变,一般无须处理。

27.为什么牙龈上会有色素沉着? 需要治疗吗?

牙龈上的色素沉着多为外源性色素沉着,主要是某些重金属如铅、铋、汞等通过呼吸道、消化道、黏膜等进入人体,经过血液循环引起的局部色素沉着,主要表现为在牙龈上出现带状、线状或颗粒状的浅灰或黑色色素沉着,患者一般无任何症状,经常在无意检查时发现。一般来说,牙龈上出现色素沉着不需要特殊处理,可以考虑激光治疗,应当注意口腔卫生,定期进行洁治,保持口腔清洁。

28.长期复发性口腔溃疡会变成口腔癌吗?

复发性口腔溃疡具有反复发作的特点。溃疡发作轻者数月发作一次,重者连续发作,此起彼伏,无间歇期,但复发性口腔溃疡通常不会癌变。复发性口腔溃疡一般 7～10 天自愈,还具有不治而愈的特征。但是,同一部位长期不愈合的口腔溃疡需要与创伤性溃疡、结核性溃疡、癌性溃疡等鉴别。因此,如果口腔溃疡超过 2 周没有愈合,建议去医院检查。

29.如何预防口腔癌的发生?

(1)降低致癌因素:如果想要更好地预防口腔癌的发生,首先就应该消除外来的慢性刺激因素。应该及时处理残根、残冠以及错位牙。对于尖锐的牙齿,最好将其磨平,然后再去除不良修复体或不良的局部义齿,尽量避免口腔黏膜经常受到损伤和刺激。

(2)注意口腔卫生:在日常生活中,一定要注意口腔内的卫生,不要吃过于烫或刺激的食物,这样很容易会使口腔内的黏膜受到损伤,从而诱发癌症。最好也可以将烟酒戒掉。

(3)及时处理癌前病损:如果出现了口腔白斑、口腔扁平苔藓或上皮过角化等类似疾病,一定要及时治疗;如果放任其发生病变而不及时治疗,容易诱发癌症。

30.嘴巴里长了血疱是怎么回事?

嘴巴里长血疱的病因很多,最常见的是创伤性黏膜血疱,多见于患者进食干硬食物时刮破腭黏膜。创伤性血疱往往较大,2～3 厘米。此外,应注意是否存在血液疾病,如再生障碍性贫血、血细胞异常、出血性疾病等,患有这些疾病时黏膜也会出现血疱。

31.口干是怎么回事?

口干是临床上比较常见的一种疾病,要根据口干的病因来决定相应的治疗方案。

（1）如果是咽喉炎引起的口干,应该去耳鼻喉科进行仔细的检查后对症治疗,对咽喉炎病因进行根治就可以彻底治疗口干症状。

（2）如果是由体内虚火导致的口干,就应该请中医科会诊,主要是采取清热、解毒、去火的方法来进行口干的治疗,如可以给予适量的中药,口干的症状也许会得到明显的缓解。

（3）至于体内胆汁反流、胃肠道炎症导致的口干,则应该请消化内科协同诊治,进行详细检查,对胃肠道的炎症进行处理,口干自然会迎刃而解。

32.得了口腔黏膜病,吃饭需要注意什么?

首先,要调节情绪,避免紧张焦虑。其次,忌辛辣刺激性食物(辣椒、花椒、胡椒、烟酒、生葱姜蒜),忌中医定义的发物(牛羊肉、香菜、香椿、茴香、韭菜、蒜薹),忌海产品及淡水鱼类,忌过烫食物。

33.如何预防口腔黏膜病的发生?

（1）注意全身的营养状况,增强体质,减少全身疾病的发生,也能有效防止口腔黏膜病。值得推荐的饮食有新鲜瓜果蔬菜和低糖、低脂肪、低胆固醇食品。一旦发现全身性疾病,则应该在治疗口腔黏膜病的同时积极治疗原发性全身疾病,"双管齐下"可以增强疗效。

（2）定期检查口腔黏膜,不要等到出现了疼痛、牵拉、紧绷,甚至出血、糜烂、溃破、斑纹、色素等异常情况才去检查,这样可以有效避免口腔黏膜病发生。

（3）养成良好的生活习惯。有些人喜欢咬舌、咬唇、咬颊,这一类慢性刺激最初会引起口腔黏膜病,一旦有"风吹草动",也容易引发肿瘤。还有些人因为害怕生癌,偶尔间对镜自照,发现舌根部或舌侧缘有些"肿块"(其实是正常的舌乳头或舌扁桃体),从此忧心忡忡,天天拉出舌头来看个究竟,结果拉伤了舌头肌肉,造成了"舌灼痛"。还有些人,因不洁性行为,患上了梅毒、尖锐湿疣等性病,使口腔黏膜上出现了溃疡、梅毒斑、赘生物等。其实,这些口腔黏膜病完全可以通过改变生活习惯加以避免。

（4）尽可能避免不良刺激因素。白酒、辣椒、醋、烫食等都应适可而止,更不用说将容易刺破或钩破口腔黏膜的食物或其他物品放入口腔咀嚼或玩弄。老年人镶牙后要注意自己的假牙是否合适,一般来说,一副全口假牙装了5～6年之后必须更新重装,因为不合适的假牙很容易长期磨损某一固定部位的口腔黏膜,临床上由此而来的口腔黏膜病不在少数。

34.舌苔脱落像地图,需要怎么治疗?

(1)心理疏导,该病属于良性病变,具有复发性和游走性,应缓解患者焦虑情绪,消除可能存在的恐惧因素。

(2)对疼痛、过敏、焦虑症状,可局部使用止痛剂、抗组胺剂、抗焦虑剂、激素等,对伴有感染者行局部抗炎治疗。患者应该首先合理安排生活,保证充足睡眠,避免过度劳累,同时保证足够营养摄入。

(3)某些细菌也是地图舌的诱因,因此,应该检查患者的口腔及颊黏膜有无感染。

35.嘴唇突然肿大可能是什么病?

引起嘴唇肿胀的原因较多,可以由外伤、感染、过敏或全身疾病等引起,如肉芽肿性唇炎、腺性唇炎、血管神经性水肿、皮肌炎、唇部药疹、丹毒、虫(蜂)螫伤、唇部荨麻疹、梅-罗综合征、血小板减少性紫癜等。

36.乱服用抗生素对口腔黏膜有什么影响?

长期口服抗生素进行抗炎治疗会影响口腔黏膜正常菌群的生长,会引起菌群失调,造成口腔黏膜感染。出现这种情况需要积极查找原因,必要时需要更换药物,或者应用抗真菌药物治疗。因此,不能长期口服抗生素。

37.药物过敏能引起口腔糜烂吗?

药物过敏性口炎的典型症状为口腔黏膜红肿、红斑、水疱及水疱破溃后形成的糜烂及溃疡,且常伴口腔黏膜出血、疼痛,皮肤可出现圆形红斑。

38.口腔黏膜病患者可以拔牙吗?

口腔黏膜病患者是可以拔牙的。从两个角度分析这个问题:第一,有些口腔黏膜病的发生可能与牙齿有一定关系,如有些口腔溃疡是由局部的烂牙根、烂牙冠反复刺激口腔黏膜引起的,有些扁平苔藓或常见的口腔黏膜病与坏牙齿也有一定关系。这种时候,把牙齿拔掉,去除口腔黏膜病因,有助于黏膜病的愈合和恢复,此时不仅可以拔牙,而且需要尽快把牙齿拔掉。第二,口腔黏膜病本身与牙齿没有直接关系。这个时候实际上也是可以拔牙的。但拔牙的时候要注意对口腔黏膜的保护,在整个操作的过程中尽可能轻柔,避免因为拔牙的操作损伤口腔黏膜,造成黏膜病的加重,带来新的症状。

39.口腔黏膜病会癌变吗?

某些口腔黏膜病有可能会癌变,尤其是扁平苔藓或口腔白斑。口腔红斑也有可能会增加癌变的概率。

可以去正规医院口腔科进行相关检查,确诊具体原因,在专业医生指导下采取合理的治疗方案,有利于控制病情的发展。

日常还应加强口腔护理工作,应养成早晚刷牙的习惯,同时还应以清淡食物为主,避免吃辛辣刺激性食物。

40.什么是义齿性口炎?

义齿性口炎一般是指活动假牙对口腔黏膜造成的刺激和炎症型损害,其实,各种假牙都可能导致义齿性口炎,但是,根据黏膜科统计,活动性义齿的致病率较高,大约是 1/3,患者多少都会有义齿性口炎的表现,但绝大多数患者其实不会有明显的感觉,因为临床症状一般较轻,如局部轻微压痛或牙龈略肿。症状较轻的患者可以将假牙摘掉或用盐水漱口。但是,有一部分患者的症状可能会逐渐加重,从而到医院就诊,这时一般有黏膜出血点或明显增厚、红肿,甚至发亮。一般来讲,它分为三种类型:一种是由于假牙本身不稳定,反复摩擦黏膜造成;一种是由念珠菌感染引起;还有一种是因为假牙本身不贴合口腔,造成食物潴留或刺激而引起。

41.HIV 感染者有哪些口腔表现?

HIV 感染者在发展为艾滋病之前的很长一段时间内可无明显全身症状,但是,大多数感染者可出现各种口腔损害,有些还在早期出现,比较常见的有口腔念珠菌病、毛状白斑、单纯疱疹、HIV 相关性牙龈炎、HIV 相关性牙周炎等。

42.梅毒患者有哪些口腔表现?

梅毒是由梅毒螺旋体引起的一种慢性性传播疾病。由于梅毒螺旋体可侵犯几乎人体所有器官,因此临床表现复杂多样,需要注意与白色角化病、白斑、盘状红斑狼疮、扁平苔藓等相鉴别。病史和梅毒血清学检查是重要的诊断依据。口腔黏膜的硬下疳是一期梅毒的常见口腔损害,梅毒黏膜斑是二期梅毒的口腔常见损害。婚前产前要注意筛查。

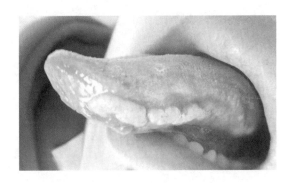

43.口腔尖锐湿疣患者有哪些表现？

尖锐湿疣是由人乳头状瘤病毒（HPV）所致的皮肤黏膜病，主要通过性接触传播，少数通过间接接触传播。口腔尖锐湿疣表现为单个或多个小结节，可逐渐增大或融合，形成菜花状、乳头状赘生物。醋酸白实验阳性，去除外生疣可用激光、冷冻和手术切除等方法。

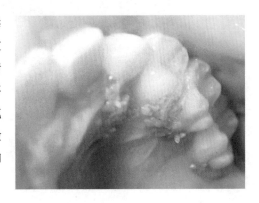

44.文唇好不好？

文唇的好处是可以改善唇部外形和唇色，看起来更漂亮。坏处是文唇是有创操作，会在唇红部留下很多伤口，若受到污染，容易发生感染；如果对其中的染料过敏，还容易产生过敏反应；更主要的是，唇部可以反映身体健康情况，唇红部黏膜上皮很薄，因此血色可以透出来，医生通过唇部颜色可以发现很多身体问题，文唇后无法看到本来的唇部颜色，会影响疾病诊治。

（赵民　王晓阳　李新）

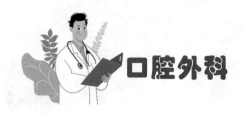

口腔外科基础知识

1.口腔外科医生就是"拔牙大夫"吗?

口腔外科医生不仅仅是"拔牙大夫",他(她)们除了研究牙齿之外,还需要研究口腔器官、面部软组织、面部骨骼、颞下颌关节、唾液腺疾病等相关问题。

2.什么是口腔外科学? 哪些疾病患者需要于口腔颌面外科就诊?

口腔颌面外科学是口腔外科学(oral surgery)与颌面外科学(maxillofacial surgery)相结合而发展起来的一个交叉学科。口腔颌面外科学(oral and maxillofacial surgery)是一门以外科治疗为主,以研究口腔器官(牙、牙槽骨、唇、颊、舌、腭、咽等)、面部软组织、颌面诸骨(上颌骨、下颌骨、颧骨等)、颞下颌关节、唾液腺以及颈部某些疾病的防治为主要内容的学科。

3.牙齿咬合错位是怎么回事?

咬合错乱在临床上常与颌骨骨折、颌骨畸形、颌骨肿瘤以及颞下颌关节病变有关。

4.什么是开口受限?

开口度是指受检查者大开口时,上、下颌中切牙近中切角之间的垂直距离。正常开口度平均为 3.7 厘米,小于 3.7 厘米为受限,大于 5 厘米为开口过大。临床上常用双脚规测量。

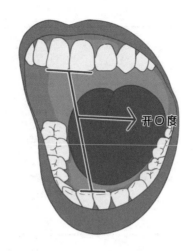

5.什么是开口型?

开口型是指下颌自闭口到张开的整个过程中下颌运动的轨迹。正常人开口不偏斜,呈"↓",而颞下颌关节紊乱综合征患者常出现开口型异常(偏斜或歪曲)。

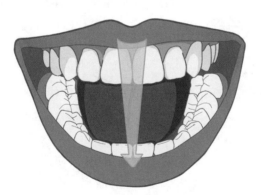

开口型:直向下

6.正常情况下,人一天分泌多少唾液?

健康成年人每天唾液总量为 1000～1500 毫升,其中 90％ 为腮腺和下颌下腺所分泌,舌下腺仅占 3％～5％,小唾液腺分泌量更少。故唾液腺分泌功能的定量检查是根据相同刺激条件下,腮腺和下颌下腺唾液分泌量多少来协助某些唾液腺疾病的诊断。

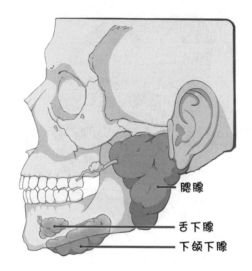

腮腺

舌下腺

下颌下腺

7.口水分泌增加或减少的原因分别是什么?

唾液流量除生理性变化外(睡眠时分泌甚少,早晨较少,午后增加),在某些病变时,流量也有相应改变,如急性口炎和重金属中毒等可使唾液分泌增加,而慢性唾液腺炎、唾液腺结石、淋巴上皮病等则可使唾液分泌明显减少。

8.有哪些常规消毒药物?

(1)碘酊:杀菌力强,刺激性较大,故在不同部位使用不同浓度:消毒颌面颈部为2%,口腔内为1%,头皮部为3%。消毒皮肤时,应待其干燥后用70%乙醇脱碘。碘过敏患者禁忌使用。

(2)氯已定溶液:为广谱消毒剂,刺激性小,故使用广泛。皮肤消毒浓度为0.5%,以0.5%氯已定-乙醇(70%乙醇)消毒效果更佳。口腔内及创口消毒浓度为0.1%。

(3)碘伏:含有效碘0.5%的碘伏水溶液用于皮肤和手的消毒,同样也可用于口腔黏膜的术前消毒,其作用优于碘,具有消毒彻底、刺激性小、着色浅的优点。

(4)75%乙醇:最常应用,其消毒力较弱,故常与碘酊先后使用,起脱碘作用。

口腔颌面外科麻醉

1.拔牙需要打麻药吗?

在进行拔牙前需要打麻药。拔牙局部麻醉的方式:

(1)冷冻麻醉:将麻药喷涂于拔牙区域黏膜,方法简单,持续3～5分钟,仅用于松动乳牙的拔除。

(2)表面麻醉:将麻醉剂涂布或喷射于拔牙区域黏膜表面,麻醉时间较短,一般适用于松动乳牙或恒牙的拔除。

(3)局部浸润麻醉:最常用于普通恒牙包括正畸牙的拔除,利用专用细针头注射,一般麻醉半分钟左右即可进行牙齿的拔除。

(4)神经阻滞麻醉:常用于智齿或后牙多颗牙的拔除,麻醉牙齿神经主干部位,需要2～3分钟才能起效,麻醉时间2～3小时。

当然,具体使用什么麻醉方式,还要根据拔除牙的位置和解剖形态来决定。

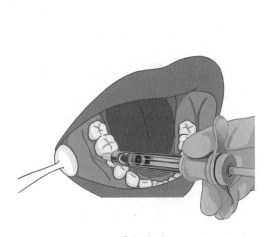 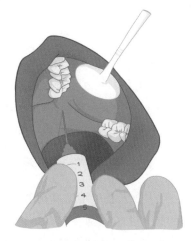

浸润麻醉　　　　　　　　　下牙槽神经阻滞麻醉

2.打完麻药是什么也感觉不到了吗?

局麻药物阻断痛觉,其他感觉如触觉、温度觉等依然存在,患者也有清醒的意识,麻醉区域会有麻木的感觉。

3.口腔的手术都是局部麻醉吗?

一般在口腔门诊进行牙槽外科手术,如拔牙、切颌面部小肿物、活检、种植牙等行局部麻醉,头面部的严重外伤、感染、肿瘤、畸形矫正等需要在全麻下进行手术。

4.拔牙打完麻药会有不良反应吗?

绝大多数患者是没有不适感的,只有少数患者打完麻药尤其是神经阻滞麻醉后会有头晕、恶心、耳鸣、张口受限等情况出现,一般很快就能缓解。

5.孕妇看牙可以打麻药吗?

一般不建议孕早期或孕晚期进行治疗,尽量在妊娠期 4～6 个月进行。一般,拔牙时所使用的局麻药对胎儿的影响非常小,临床上所用的局麻药也都比较安全,孕妇确实需要拔牙或治疗龋坏牙时,使用局麻药能够减轻对孕妇的刺激,减少发生危险的可能。

6.哺乳期看牙时打麻药对婴儿有影响吗?

哺乳期女性应用局部麻醉对婴儿基本上是没有影响的。局部麻醉药物比较安全,而且用量较少,进入血液循环的就更少了,通过乳汁被宝宝吸收的量是很微弱的,但为了安全起见,可以用药 24 小时后再进行母乳喂养。需要局麻下治疗口腔疾病的哺乳期女性可以事先预备母乳,治疗后先使用预备的母乳喂养宝宝。

7.拔牙时耐麻药怎么办?

少数人有应用局麻药物后效果不佳的情况,这时候可以适当增加药物用量,同时主诊医师会根据经验对注射方向、位置等做出适当调整,一般通过两次加强后,可以达到良好的镇痛效果。

牙及牙槽外科

1.什么样的牙需要拔除?

随着现代口腔医学的发展,口腔治疗技术和设备不断提高,越来越多的病

变牙齿可以通过治疗得以保存,能通过口腔内科或修复科治疗而保存的牙齿应当尽量保留。目前,主要有以下几种情况需要考虑拔牙:

(1)严重龋坏,根尖周、牙周病等无法通过治疗而保存牙齿时。

(2)错位牙影响功能、美观或造成邻牙病变,不能用正畸方法恢复正常位置时。

(3)多生牙影响正常牙萌出或造成畸形时。

(4)埋伏牙、阻生牙引起邻牙牙根吸收、冠周炎、牙列不齐、邻牙龋坏时。

(5)滞留乳牙影响恒牙萌出时。

(6)因正畸治疗需要拔除的牙或因修复需要拔除的牙。

总之,需要拔牙时应当咨询口腔外科医师,获取专业的意见。

2.什么情况下乳牙需要拔除?

滞留乳牙影响恒牙萌出时,或乳牙龋坏严重无法通过口内治疗保留时,需要拔除。

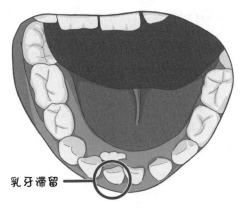

乳牙滞留

3.拔牙前为什么需要拍片?

X线片对于判定牙根情况、根周病变、牙槽骨密度、周围重要解剖结构和邻牙关系有重要作用,而锥形束CT(CBCT)能从三维方向全面反映局部解剖结构,在拔牙时有重要的参考意义。

4.怀孕时能拍牙片吗?

一般情况下,怀孕期间若因治疗需要,可以在医生指导下拍牙片,对胎儿产生的影响并不大。但对于孕早期孕妇来说,为保证胎儿健康生长发育,建议尽量避免拍牙片和拔牙。

5.怀孕了能打麻药吗?

怀孕是可以打麻药的,但非必要情况下不建议使用麻药,以免对胎儿发育造成影响。

6.心脏病患者能否拔牙?

一般而言,心脏病患者如心功能为Ⅰ级或Ⅱ级,心功能尚好,可以耐受拔牙,但冠心病、高血压性心脏病、肺心病、心律失常患者可因拔牙而诱发急性心肌梗死、房颤、室颤、心衰等严重并发症,拔牙风险较高,应注意预防。心脏病患者拔牙前可前往心内科门诊,进行心功能的全面评估,若经评估存在拔牙禁忌证时,应避免拔牙或暂缓拔牙。有条件的心脏病患者可在心电监护下完成拔牙。

7.高血压患者能否拔牙?

如为单纯性高血压病,在无心、脑、肾并发症情况下,血压控制在180/100毫米汞柱以下时,一般是可以拔牙的,但具体还应当咨询口腔外科医师。

8.糖尿病患者能否拔牙?

糖尿病患者空腹血糖控制在8.88毫摩尔/升以下时,一般可以拔牙。糖尿病患者拔牙后发生感染的可能性高于正常人,可考虑预防性应用抗生素。此外,还应特别注意预防低血糖发生。

9.月经期能否拔牙?

一般认为,月经期应暂缓拔牙,必要时仍可进行简单的拔牙,但应注意防止出血。

10.长期吃阿司匹林者能否拔牙?

对于长期服用抗血小板药物,如阿司匹林者,若考虑停药风险比拔牙后出血的危害更大,拔牙前通常可以不停药,如需停药,应在术前3~5天开始,并可改用肝素等抗凝药物,必要时可咨询心内科医师意见。拔牙术后次日即可恢复抗凝药物使用。长期服用阿司匹林等抗凝药物者,术前可查凝血功能以明确能否拔牙。

11.拔牙前患者需要做哪些准备?

拔牙前紧张是人的正常心理状态,不必过于焦虑,应积极自我调整心态。若上午拔牙,应避免空腹。平时口服的降压药和降血糖药物应正常按时服用。带好自己的检查资料和影像资料。

12.长智齿正常吗?

长智齿是指口腔中第三恒磨牙长出的过程,是一种正常的生理现象。但在智齿萌出过程中,部分智齿位置不正或者成为阻生齿,智齿被牙龈部分包裹,容易在智齿牙冠和牙龈之间存留食物残渣等异物。当人体免疫力低下时,会引起炎症,表现为牙龈肿痛、张口受限等。

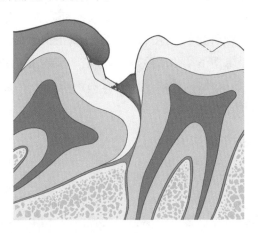

13.什么是阻生牙,人为什么会有阻生牙?

阻生牙是指由于邻牙、骨或软组织的阻碍而只能部分萌出或完全不能萌出,且以后也不能萌出的牙。目前认为,引起牙阻生的主要原因是随着人类的进化,进食食物越来越精细,颌骨退化与牙量退化不一致,导致骨量相对小于牙量,颌骨缺乏足够的空间容纳

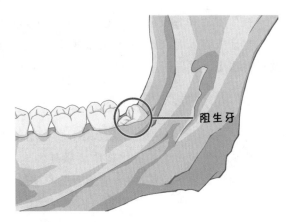

阻生牙

全部恒牙。

14.阻生齿(智齿)有什么危害?

阻生齿包括近中阻生、远中阻生、垂直阻生、水平阻生、倒置阻生、颊向阻生、舌向阻生等。在阻生齿的危害当中,最值得重视的是复杂阻生齿的严重并发症。阻生齿因最初萌出受阻会引起萌出性问题,阻生齿部分或全部牙冠萌出后,还会引起牙冠周围软组织炎性病变、邻近牙齿和相关组织间隙感染等问题的发生。这些问题能够引起局部病变和全身症状,如使邻近牙齿龋坏和发热等。因此,为挽救功能牙,防止其他病变发生,应尽早拔除阻生齿。

15.拔智齿能不能瘦脸?

拔智齿是不能够瘦脸的。脸部的丰满度与面部颌骨宽度,以及面部软组织量有关。有些患者下颌骨比较宽大,如方颌,外观上两颊特别丰满。这种情况只能通过正颌外科手术即下颌角磨除治疗,而有些情况是由患者的咀嚼习惯所致,可能有些患者习惯咬硬物,导致一侧或者两侧咬肌比较发达,看上去脸部比较丰满。因此,拔智齿不能够瘦脸。

16.拔掉智齿会影响智力吗?

不会。智齿也称"智慧齿""人类的第三磨牙",由于遗传基因的不同,智齿一般会在16~35岁长出。智齿是人一生中最后长出的牙齿,由于此时期人们的心智比较成熟而得名。拔智齿是不会影响智商的,两者之间没有直接关系。

17.拔牙后脸会肿吗?

拔牙术后肿胀反应多在创伤大时发生,特别是翻瓣术后出现,易发生于下颌阻生牙拔除术后,出现在前颊部,可能是组织渗出物沿外斜线向前扩散所致。这类肿胀个体差异明显,一般术后3~5天逐渐消退。

18.拔牙后疼痛怎么办?

拔牙时,组织和软组织皆受到不同程度的损伤,创伤造成的代谢分解产物和组织应激反应产生的活化物质刺激神经末梢,引起疼痛。除创伤外,过大的拔牙创血块易分解脱落,使牙槽骨壁上的神经末梢暴露,受到外界刺激,也可引起疼痛。

一般,牙拔除术后,常无疼痛或仅有轻度疼痛,通常可不使用止痛剂。创伤较大的拔牙术后,特别是下颌阻生智牙拔除后,常会出现疼痛,可口服止痛药物。

术后反应性疼痛主要需与干槽症鉴别。反应性疼痛术后当日即出现,拔牙创多正常,即使拔牙创空虚,也无腐臭,疼痛不严重,3～5天内消失。干槽症疼痛为术后3～5天出现的剧烈放射痛,拔牙创有腐臭,如不处理,疼痛可持续10余日。当拔牙术后3～5天出现剧烈疼痛时,应考虑干槽症的可能性,需前往口腔外科进一步处理。

19.拔牙后有哪些注意事项?

(1)拔牙以后,要保持心情平静,保证充分休息及睡眠。

(2)拔牙后咬紧无菌纱布或棉球30～40分钟,有出血倾向者,应观察30分钟以上,无出血后方可离院。

(3)拔牙后24小时内不要刷牙、漱口,可于餐后及睡前使用漱口水,轻轻含30秒后,慢慢吐掉,以防细菌感染。

(4)勿舔舐创口,勿反复吸吮,防止出血。如拔牙后12天内唾液中混有淡红色血水,属正常现象;如遇出血不止,应立即去医院检查。

(5)若有明显出血、肿胀、疼痛、开口困难等症状,应及时复诊。

(6)拔牙后不能马上洗热水澡,术后1～2天内避免剧烈运动,少讲话,以免创口出血;不吹乐器。

(7)拔牙时若有缝合创口,术后5～7天可拆线。

(8)除智齿和多生牙外,一般成人拔牙后均需安装假牙,拔牙后2～3个月可来院就诊,以避免邻牙倒伏或对殆牙伸长。

(9)智齿或创伤大的复杂牙拔除后,可以在24小时内局部冷敷,以减轻局部肿胀,必要时可以口服镇痛药物以缓解局部疼痛。

20.拔牙后多长时间可以吃饭、喝水?

(1)拔牙后2小时内不要进食,2小时后若无出血或肿痛等异常情况,方可进温凉、细软食物。

(2)拔牙当天要吃软食、流食或半流食,如蛋羹、面条等;不吃过硬、过热的食物;避免患侧咀嚼。

(3)多喝果汁,补充维生素C及维生素B,以增进伤口愈合。

(4)忌烟酒和辛辣食物。

21.拔牙后多长时间可以镶牙?

拔牙后 2~3 个月可前往医院就诊,酌情镶牙,以避免邻牙倒伏或对殆牙伸长。

22.舌系带短需不需要手术?

先天性舌系带过短表现为舌不能自由前伸运动,勉强前伸时舌尖成"W"形,同时舌尖上抬困难,出现卷舌音和舌腭音发音障碍。舌系带过短必须手术治疗的情况主要有两种:一是婴儿刚出生时,因舌系带短而造成哺乳困难;二是过短的舌系带与新萌出的乳牙反复摩擦造成创伤性溃疡。对绝大多数舌系带过短的儿童来说,随着年龄增长和牙齿萌出,舌系带可自行调整到合适位置,不应盲目要求手术治疗。若早期发现孩子舌系带方面存在问题,建议找专业口腔外科医生咨询。先天性舌系带异常矫正术以在 2 岁左右进行为宜。

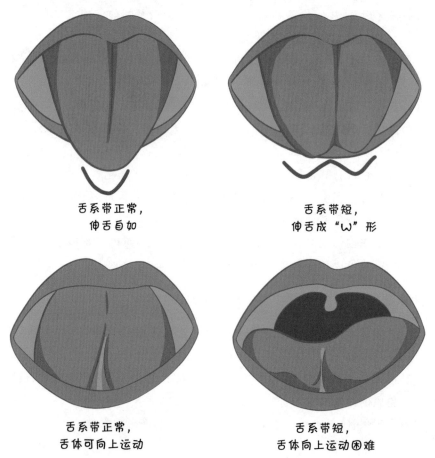

舌系带正常,
伸舌自如

舌系带短,
伸舌成"W"形

舌系带正常,
舌体可向上运动

舌系带短,
舌体向上运动困难

23.唇系带短在什么情况下需要手术?

当小儿上唇系带附着于牙槽突中切牙间,影响牙的正常排列时,需行手术矫正。

口腔颌面部感染

1.牙疼会引起感染吗?

人类的牙齿除了具有咀嚼功能以外,还具有辅助发音和美观等重要功能。牙体组织的缺损等因素导致牙髓病变、根尖周病变以及牙周病变时,均可引起牙疼。口腔颌面部感染的途径很多,其中牙源性感染占比最高。病原菌通过病变牙或牙周组织进入体内,可导致感染发生。

2.感染一定会导致发热吗?

口腔颌面部感染一般的临床表现分为局部症状和全身症状。化脓性炎症急性期,局部表现为红、肿、热、痛和功能障碍,引流区淋巴结肿痛等典型症状。而全身症状因细菌毒力及机体抵抗力不同而有差异,其表现有轻重之分。局部反应轻微的感染和炎症可无全身症状;相反,局部炎症反应较重时,畏寒、发热、头痛、全身不适、乏力等全身症状可较明显。

3.牙疼真的会"要人命"吗?

口腔颌面部感染以牙源性感染最常见,病情较重且时间长者,由于代谢紊乱,可导致水、电解质紊乱,酸中毒,甚至伴发肝肾功能障碍。严重感染伴败血症或脓毒血症时可发生中毒性休克,如口底多间隙感染(口底蜂窝织炎),患者全身反应低下,多器官功能衰竭,如脉搏微弱、血压下降、体温和白细胞计数不升高或低于正常时均提示病情严重。与此同时,感染及炎症可导致上呼吸道变窄甚至梗阻,造成患者呼吸困难甚至窒息;感染可沿颈深筋膜间隙向下扩散至颈部,甚至到达纵隔,形成更为严重的颈部多间隙感染或纵隔脓肿,严重威胁患者的生命安全。

4.感染患者需要做手术吗?

口腔颌面部感染的治疗要从局部和全身两个方面考虑,对于轻度感染,局部治疗往往就能治愈。而对于较为严重或病情危重的患者,在局部治疗的同时,要配合手术治疗及全身治疗。手术治疗可达到脓肿切开和清除病灶的目的。

5.颌面部感染除了用普通消炎药,一定要加用甲硝唑吗?

口腔颌面部感染的全身治疗包括全身支持治疗和抗菌药物的合理使用。其中,临床医师必须根据《抗菌药物临床应用指导原则》指导临床用药。对于一种抗菌药物可以控制的感染,不推荐多种药物联合应用。严格联合应用抗菌药的指征:病情不明或病原菌尚未确定的严重感染;单一药物不能控制的严重感染或混合感染;联合用药可获得协同作用,或至少可取得累加作用者。可根据作用机制和作用环节的异同,选用两种以上药物联合应用。

6.什么是智齿冠周炎?

智齿冠周炎是指智齿萌出不全或阻生时,牙冠周围软组织发生的炎症,临床以下颌智齿冠周炎多见。

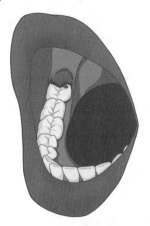

7.颌面部间隙感染为什么会影响呼吸,甚至导致窒息?

口腔颌面及颈部深面的解剖结构均有致密的筋膜包绕,在这些解剖结构的筋膜之间,有数量不等而又彼此连续的疏松结缔组织充填。由于感染常沿阻力薄弱的结构扩散,故将这些疏松结缔组织充填的区域视为感染发生和扩散的潜在间隙。根据解剖结构和感染常见部位,将其分为不同的间隙。口腔颌面部某些间隙感染,如咽旁间隙、舌下间隙感染及口底多间隙感染等,可致局部软组织肿胀并压迫气道,造成呼吸困难甚至窒息,严重威胁患者生命安全。

8.为什么放疗前要检查口腔?

放疗是使用高能射线的电离辐射作用杀死癌细胞来治疗肿瘤的方法,与手术、化疗并列为肿瘤治疗的三大手段。X射线,γ射线,带电粒子如电子、质子及重离子是用于癌症放疗的常见辐射类型,由放射线引起上下颌骨坏死,出现骨面外露、创口不愈合而长期溢脓等症状,称为放射性颌骨坏死。继发感染者,称为放射性颌骨骨髓炎。肿瘤患者接受放射治疗时,应充分考虑其发生的可能性,并采取预防和减少其发生的相应措施。因此,一般放疗前建议患者常规行牙周洁治,注意口腔卫生。对口腔内可引起感染的病灶牙,要进行相应处理。对仍能保留的龋齿、牙周炎等患牙,应先行治疗;而对于无法治愈的患牙,应予以拔除。放射前应取出口腔内已有的金属义齿。活动义齿需在放射疗程终止且经过一段时期后再进行佩戴,以免造成口腔黏膜损伤。

9.为什么服用双磷酸盐类药物要注意口腔变化?

化学性因素可引发颌骨坏死及骨髓炎。自2003年首次报道使用注射用唑来磷酸导致颌骨坏死以来,唑来磷酸等双磷酸盐性颌骨坏死在国际上引起了广泛重视。药物相关性颌骨坏死的发病机制目前尚不明确,骨坏死的情况也仅限于颌骨,且下颌骨多见。由于目前尚无有效的治疗方法,因此应以预防为主。患者在行相关药物治疗前应积极处理口腔疾病,减少局部刺激因素,并且在服用双磷酸盐类药物过程中积极主动注意口腔变化。一旦发现口腔异常,应及时就诊。

10.面部危险三角区内的"粉刺"为什么不能挤?

面部皮肤是人体毛囊、皮脂腺、汗腺最丰富的部位之一,易发生毛囊炎等。单一毛囊及其附件的急性化脓性炎症称为疖,其病变局限于皮肤浅层组织。若相邻多数毛囊及其附件同时发生急性化脓性炎症,称为痈,其病变范围波及皮肤深层毛囊间组织时,可顺筋膜浅面扩散,波及皮下脂肪层,造成较大范围的炎症浸润或组织坏死。口腔颌面部皮肤发生"粉刺"时,用力挤压往往会造成局部炎症扩散。面部疖痈因其病原菌毒力较强,故其在口腔颌面部感染中最易发生全身并发症。双侧口角与鼻根连线的"危险三角区"内的静脉常无瓣膜,颜面表情肌和唇部的生理性活动容易使感染扩散。当感染侵入面静脉发生静脉炎及血栓形成时,静脉回流受阻,可出现口腔颌面部广泛水肿、疼痛。感染可引起海绵窦血栓性静脉炎,甚至波及颅内,导致脑膜炎、脑脓肿、颅内高压和颅内占位等,严重威胁患者健康,甚至危及生命。

11.淋巴结发炎需要怎么治疗?

口腔颌面部淋巴结炎以继发于牙源性及口腔感染最为多见,主要表现为颌下、颏下及颈深上淋巴结群的淋巴结炎。有时也可见面部、耳前、耳下淋巴结炎。慢性淋巴结炎常表现为淋巴组织慢性增生,形成微痛的硬结,淋巴结活动度好,有压痛,但无明显的全身症状。增生长大的淋巴结,即使原发感染病灶清除,也不可能完全消退。对于慢性淋巴结炎,一般不需要治疗。但有反复急性发作者,应寻找病灶并予以清除。而对于急性淋巴结炎或化脓性淋巴结炎,在炎症初期,患者需要安静休息,给予全身抗菌药物治疗,局部可采用物理疗法治疗。对于已化脓者,应及时切开引流,同时进行原发灶病灶处理。

12.什么情况会引起颌面部淋巴结炎?

造成颌面部淋巴结炎的病因较多。口腔颌面部的淋巴结炎以牙源性感染及口咽部软组织感染最多见,也可源于颌面部皮肤软硬组织的损伤、疖、痈等。幼儿及少年儿童颌面部淋巴结炎有相当比例由上呼吸道感染及扁桃体炎引起。由化脓性细菌如葡萄球菌和链球菌等引起者称为化脓性淋巴结炎。由结核杆菌造成的淋巴结感染称为结核性淋巴结炎。

13.得了智齿冠周炎为什么会张不开口?

人类的张闭口运动由诸多肌肉群共同参与,其中舌骨上肌群和翼外肌负责张口,咬肌、颞肌、翼内肌等协同闭口运动。智齿冠周炎患者,尤其是下颌第三磨牙冠周发炎时,若炎症侵及咀嚼肌,可引起咀嚼肌反应性及反射性痉挛,从而出现不同程度的开口受限,甚至出现牙关紧闭。

14.智齿周围为什么会容易发炎?

在人类不断进化的过程中和人类社会不断发展的过程中,随着食物种类的变化,会带来人类咀嚼器官的退化,造成颌骨长度与牙裂所需长度的不协调。

下颌第三磨牙是牙列中最后萌出的牙，因萌出位置不足，可导致程度不同的阻生。智齿在萌出过程中，牙冠可部分或全部被牙龈覆盖，龈瓣与智齿牙冠之间形成较深的盲袋，食物和细菌极易嵌塞于盲袋内，加之冠部牙龈常因咀嚼食物而损伤，形成溃疡。当全身抵抗力下降，局部细菌毒力增强时，可引起智齿冠周炎急性发作。

15.得了智齿冠周炎为什么要拍片子？

对于经常发生冠周炎的智齿，多数建议尽早拔除。对于智齿牙位不正，无足够萌出位置，对殆磨牙位置不正或已拔除者，以及为避免冠周炎反复发作，均应尽早予以拔除。拍 X 线片检查可帮助了解未全萌出或阻生牙的生长情况，以及提前分析在智齿拔除过程中可能存在的骨阻力和软组织阻力，为智齿拔牙术的顺利实施提供有效辅助信息。

16.为什么有人一"上火"就牙疼？

智齿冠周炎常以急性炎症形式出现。冠周炎急性发作初期，一般全身无明显症状，患者自觉患侧磨牙后区肿胀不适，进食、咀嚼、吞咽及开闭口时疼痛可稍加重。经过局部治疗，智齿冠周炎可由急性期转为慢性期。此时如果没有拔除患牙，当患者全身抵抗力下降，局部细菌毒力增强时，可再次引起冠周炎的急性发作或反复发作。

17.智齿冠周炎不疼了是不是就不用管了？

智齿冠周炎发病初期仅有轻微症状，常被患者忽视而延误治疗，致使炎症迅速发展，甚至引起严重并发症。因此，早期诊断、及时治疗非常重要。智齿冠周炎的治疗原则是急性期以消炎镇痛、切开引流、增强全身抵抗力为主。当炎症转入慢性期后，患牙若为不可能萌出的阻生牙，应尽早拔除，故拔除患牙对于彻底治疗智齿冠周炎至关重要。

18.牙疼会引起"眼皮肿"吗？

上颌尖牙、第一前磨牙和上颌切牙的根尖化脓性炎症及牙槽突脓肿发生时，可引起上颌骨的颌骨骨髓炎。当脓液穿破骨膜或上唇底部与鼻侧而扩散时，可导致眶下间隙感染。眶下区肿胀范围常波及内眦、眼睑及颧部皮肤等。肿胀区可表现为皮肤发红、张力增大、眼睑水肿、睑裂变窄、鼻唇沟消失等。

口腔颌面部损伤

1.面颈部外伤多久拆除缝线?

面部的无菌创口一般可早期拆线,张力过大或有手术特殊要求者除外。由于面部血液循环丰富,生长力强,可在术后 5 天开始拆线;颈部缝线可在术后 7 天左右拆除;光刀手术的创口,拆线时间应推迟至术后 14 天。

2.面部外伤造成窒息的原因是什么?

(1)异物阻塞咽喉部:损伤后如口内有血凝块、呕吐物、碎骨片、游离组织块及其他异物等,均可堵塞咽喉部或上呼吸道而造成窒息,昏迷伤员更易发生。

(2)组织移位:上颌骨横断骨折时,骨块向后下方移位,可堵塞咽腔,压迫舌根而引起窒息。下颌骨颏部粉碎性骨折或双发骨折时,由于口底降颌肌群牵拉,可使下颌骨前部向后下移位,引起舌后坠而阻塞呼吸道。

(3)肿胀与血肿:口底、舌根咽侧及颈部损伤后,可发生血肿或组织水肿,进而压迫呼吸道,引起窒息。

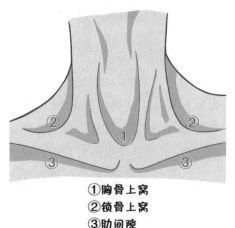

①胸骨上窝
②锁骨上窝
③肋间隙

3.什么是三凹征?

窒息的前驱症状为伤员烦躁不安、出汗、口唇发绀、鼻翼扇动和呼吸困难。严重者在呼吸时出现"三凹"(锁骨上窝、胸骨上窝及肋间隙明显凹陷)体征。如抢救不及时,随之发生脉搏减弱或加快、血压下降及瞳孔散大等危象,甚至死亡。

4.如何处理窒息?

(1)及早清除口、鼻腔及咽喉部异物:迅速用手指或器械掏出或用吸引器吸出堵塞物,保持呼吸道通畅。

(2)将后坠的舌牵出:可在舌尖后约 2 厘米处用大圆针和 7 号线穿过舌的

全厚组织,将舌拉出口外,并将伤员的头部垫高,令伤员偏向一侧或采取俯卧位,便于唾液或呕吐物引流,彻底清除堵塞物,解除窒息。

(3)悬吊下坠的上颌骨骨块:当上颌骨折块下坠大,出血多,可能引起呼吸道阻塞或导致误吸时,在现场可临时采用筷子、压舌板等物品横放于上颌双侧前磨牙位置,将上颌骨骨折块向上悬吊,并将两端固定于头部绷带上。有条件时,也可用手法将上颌骨骨折块向上托住,迅速用便携式电钻在梨状孔和颧牙槽嵴处骨折线的两侧钻孔,拧入钛颌间结扎钉,用金属丝做钉间结扎,使上颌骨骨折复位并起到止血作用。

(4)插入通气导管,保持呼吸道通畅:对于咽部和舌根肿胀而压迫呼吸道的伤员,可经口插入通气导管,以解除窒息。当情况紧急,又无适当导管时,可用1～2根粗针头做环甲膜穿刺,随后改行气管切开术。如呼吸已停止,可紧急做环甲膜切开术进行复苏,随后改行常规气管切开术。

5.什么是气管切开术? 什么情况下需要气管切开?

气管切开术是从颈部切开气管前壁,插入气管套管,以解除窒息的一种手术。吸入性窒息的急救以及呼吸梗阻无法行气管插管的急救均需行气管切开。

6.面颈部出血如何指压止血?

指压止血法是用手指压迫出血部位知名供应动脉的近心端,适用于出血较多的紧急情况,可暂时止血,需及时改用其他确定性方法进一步止血。如在咬肌止端前缘的下颌骨面上压迫面动脉;在耳屏前压迫颞浅动脉等。在口腔、咽部及颈部严重出血时,可直接压迫患侧颈总动脉,用拇指在胸锁乳突肌前缘、环状软骨平面将搏动的颈总动脉压闭至第六颈椎横突上。压迫颈总动脉时,持续时间一般不超过 5 分钟,禁止双侧同时压迫,否则会导致脑缺血。

7.如何观察伴有颅脑损伤的患者?

对伤情较重并伴有昏迷的伤员,应重点了解伤员昏迷的时间及昏迷期间有无清醒及再昏迷的病史,如果出现昏迷清醒、再昏迷的情况,则提示有颅内血肿的可能。特别是面中部损伤的伤员,观察 24～72 小时对于避免颅脑并发症是必要的,应及时行 CT 或 MRI 检查,以了解颅脑损伤的情况,必要时会同神经外科医师共同诊治,待颅脑伤情平稳后再处理颌面伤。

8.面部外伤伴有耳鼻流液可以填塞吗?

颌面伤常伴鼻孔或外耳道脑脊液漏出,这表明前颅底或中颅窝有骨折,处理原则是禁止做外耳道或鼻腔的填塞与冲洗,以免引起颅内感染。

9.如何保护昏迷伤员?

对于昏迷伤员,要特别注意保持呼吸道通畅,防止误吸和窒息的发生,必要时做气管切开术,随时清除呼吸道的血液或分泌物。对烦躁不安的伤员,可给予适量镇静剂,但禁用吗啡,以免抑制呼吸,影响对瞳孔变化的观察以及因呕吐使颅内压增高等。对于有脑水肿、颅内压增高的伤员,应给予脱水治疗。

10.如何搬运外伤患者?

运送伤员时应注意保持呼吸道通畅。昏迷伤员可采用俯卧位,将额部垫高,使其口鼻悬空,以利于唾液外流和防止舌后坠。一般伤员可采取侧卧位或头偏向一侧,避免血凝块及分泌物堆积在口咽部。运送途中,应随时观察伤情变化,防止窒息和休克的发生。搬动可疑颈椎损伤伤员时,应多人同时搬运,一人稳定头部并加以牵引,其他人以协调的力量将伤员平直、整体移动,抬到担架上。颈部应放置小枕,头部两侧加以固定,防止头部摆动。

11.外伤患者包扎的作用是什么?

包扎的作用有:①压迫止血;②暂时固定骨折,减少活动,防止进一步移位;③保护并缩小创口,减少污染或唾液外流。

12.头面部创口有哪些常用的包扎方法?

头面部创口常用单眼包扎法、四尾带包扎法和十字绷带包扎法。但无论采用何种包扎法,都应注意包扎松紧度适当,不要压迫颈部,以免影响呼吸。十字绷带包扎时不要过紧,以免皮肤血液循环不良,引起水疱。

13.如何处理面部擦伤?

擦伤的特点是皮肤表层破损,创面常附着泥沙或其他异物,有点片状创面或少量点状出血。皮肤因感觉神经末梢暴露而痛感明显。擦伤的治疗主要是清洗创面,去除附着的异物,防止感染。可用无菌凡士林纱布覆盖,或任其干燥结痂,自行愈合。

14.如何处理面部挫伤?

挫伤(contused wound)指皮下及深部组织遭受力的挤压损伤,而无开放性创口。伤区的小血管相淋巴管破裂,常有组织内渗血而形成瘀斑,甚至发生血肿。挫伤的主要特点是局部皮肤变色、肿胀和疼痛。挫伤的治疗主要是止血、止痛、预防感染、促进血肿吸收和恢复功能。早期可冷敷和加压包扎止血。如血肿较大,可在无菌条件下用粗针头将淤血抽出,然后加压包扎。已形成血肿者,2天后用热敷、理疗或中药外敷,促进血肿吸收及消散。血肿如有感染,应予切开,清除脓液及腐败的血凝块,建立引流,应用抗生素控制感染。

15.如何处理面部针刺伤?

若被刺、割伤的皮肤和软组织有裂口,刺伤的创口小而伤道深,多为盲管伤。刺入物可将砂土和细菌带入创口深处。切割伤的创缘整齐,伤及大血管时可引起大量出血,如切断面神经则发生面瘫。应早期行外科清创术。颌面部由于重要结构较多,清创时应注意探查面神经分支和腮腺导管有无断裂,防止漏诊。

16.如何处理面部动物咬伤?

动物咬伤在城市及农村中均可见到,有狗咬伤、其他宠物咬伤,偶见鼠咬伤。农村及山区还可见狼、熊等野兽咬伤。亦可见到人咬伤。大动物咬伤可造成面颊部或唇部组织撕裂、撕脱或缺损,常有骨面裸露,外形和功能毁损严重,污染较重。处理咬伤时,应根据伤情,清创后将卷缩、移位的组织复位缝合。如有组织缺损,则用邻近皮瓣及时修复。对于缺损范围较大者,先做游离植皮消灭创面,待后期再行整复。如有骨面裸露且无软组织可供覆盖者,可行局部湿敷,控制感染,待肉芽组织覆盖创面后,再做游离植皮或皮瓣修复。对狗咬伤的病例,应预防狂犬病。

17.外伤后如何明确颌骨骨折?

颌骨骨折常见骨折段移位,咬合错乱,骨折段异常动度,下唇麻木,张口受限,牙龈撕裂、变色及水肿。咬合错乱是颌骨骨折最常见的体征,对颌骨骨折的诊断与治疗有重要意义。

18.髁突骨折需要手术吗?

髁突骨折占下颌骨骨折的 20％～30％,构占比位于第二位。迄今为止,对于髁突骨折治疗的方式尚存在一定争议,应视损伤的具体情况及患者的年龄因素综合决定。

儿童髁突骨折、关节囊内骨折及移位不大的髁突骨折常采用保守治疗。保守治疗应重视早期开口训练,以防止关节内、外纤维增生,导致关节强直。

对髁突明显向内下移位,成角畸形大于 45°、下颌支高度明显变短 5 毫米,闭合复位不能获得良好咬合关系,髁突骨折片向颅中窝移位,髁突向外移位并突破关节囊者,应视为手术适应证。

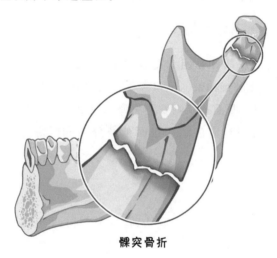

髁突骨折

19.儿童颌骨骨折需要手术治疗吗?

儿童颌骨骨折较少见。儿童处于生长发育期,骨质软而富有弹性,即使骨折,移位一般也不大。由于儿童期正值乳恒牙交替期,恒牙萌出后,其咬合关系还可以自行调整。因此,儿童颌骨骨折对复位和咬合关系恢复的要求不如成人高。儿童期颌骨骨折多采用保守治疗,对于严重开放性创伤,骨折移位大或不合作的患儿,也可选择手术复位固定。

20.颧骨骨折为什么会开口受限?

由于骨折块发生内陷移位,压迫颞肌和咬肌,阻碍喙突运动,会导致张口疼痛和开口受限。

21.什么是瞬时空腔效应？

高速投射物穿入体内瞬间（微秒级），强大的侧压力波迫使原发伤道周围组织迅速向四周压缩与移位，形成瞬时空腔，其最大直径比投射物直径大数倍至数十倍。由于组织弹性回缩，此空腔迅速消失，并在数十毫秒内反复扩张、萎陷、脉动6～7次，从而使伤道周围组织遭受反复挤压、牵拉和震荡，造成严重损伤，形成病理挫伤区和震荡区。由于瞬时空腔形成迅速，无法用肉眼观察到。同时，空腔形成时的相对负压可将伤道入口与出口处的异物与细菌吸入伤道深部，造成污染，这也是战伤感染的重要原因。

22.如何急救处理面部烧烫伤？

（1）中小面积Ⅱ度烧伤，可用冷水清洗，并做持续湿敷，可减轻疼痛并清洁创面，减少渗出，防止或减轻继发性损害。

（2）如有呼吸道烧伤，则需采取必要措施，防止并发症发生。

（3）清理创面，剃去毛发以减少污染。

（4）深Ⅱ度面部烧伤宜采用暴露疗法。

（5）面部Ⅲ度烧伤，需入院行植皮手术。

口腔颌面部肿瘤

1.口腔科除了看牙，还治疗头颈部肿瘤吗？

从20世纪50年代开始，我国的口腔颌面外科医师即担负着大量头颈部肿瘤的诊治任务。目前，我国头颈部肿瘤外科主要由三个学科组成——口腔颌面外科、耳鼻喉科和肿瘤医院的头颈肿瘤外科，三个学科的内容既有交叉又各自有侧重，面部、唾液腺、牙、上下颌骨、唇、舌、口咽、腭、颈部等部位的良恶性病变主要由口腔颌面外科进行治疗。

2.口腔癌的发病率高吗？

口腔癌发病率在全身恶性肿瘤的排名中居第12位，多数国家口腔癌发病率为1/10万～10/10万。

3.口腔癌有哪些高危因素?

吸烟、过度饮酒、不良饮食习惯(如咀嚼槟榔)、感染等是口腔癌的主因。

4.口腔癌有哪些好发部位?

目前,口腔癌的好发部位依次为舌、颊黏膜、牙龈、腭部、上颌窦等。

5.什么样的口腔病变需要尽快看医生?

口腔、面部、颈部出现溃疡、肿块、不明原因淋巴结肿大等病变,超过 2 周依然没有自行消退或愈合,唇、舌等部位出现不明原因麻木。出现以上症状时需要警惕,并尽快到口腔科门诊就诊。

6.拔牙后牙窝一直不愈合是怎么回事?

拔牙后伤口不愈合可能是因为近段时间免疫力下降或因为炎症感染刺激,需要及时到口腔科进行检查,以排除炎症感染现象或干槽症等引起的不适。也有一部分患者是肿瘤导致牙齿松动,在未拍摄 X 线片或口腔科 CT 的情况下直接拔除松动牙。若拔牙窝长期不愈合,甚至伴有局部麻木不适、疼痛等症状,需要进一步拍片检查,并排除是否有颌骨肿瘤。

7.平时可以如何预防口腔癌?

去除病因是最好的预防方法,对口腔颌面部肿瘤的预防,应消除外来慢性刺激因素,如注意口腔卫生,不吃过烫或刺激性过强食物,戒烟酒,注意避免暴晒或接触有害工业物质,避免过度紧张及抑郁,及时处理残留牙根、残冠、错位牙及磨平锐利的牙尖,去除佩戴得不舒适的假牙等,以免口腔黏膜经常受损伤和刺激而诱发癌肿。

8.脸上长了一个"粉瘤"该怎么办?

皮脂腺囊肿常见于面部,中医称"粉瘤",小如豆粒,大可至小甘橘样,一般为圆形,肿块与表面皮肤粘连紧密,中央皮肤可有一小色素点,一般无痛、可活动,会逐渐增大,感染时会疼痛、化脓。此时需要到门诊就诊,一般局麻下小切口手术切除,采用美容线缝合,之后可以祛疤治疗。

9.脖子上有个疙瘩怎么办？

我们偶尔会摸到自己颈部的正常淋巴结，在感冒、牙疼、口腔溃疡等情况下会有颈部淋巴结肿胀疼痛，等炎症消了就摸不到了。也有一些颈部病变，如囊肿、神经源性肿瘤、肿瘤淋巴结转移等，表现为无法自行消退的肿块，这时候就需要去看口腔颌面外科医生。

10.口腔有个溃疡一直没愈合是怎么回事？

复发性口腔溃疡俗称"上火"，一般 2 周左右即自行愈合，经常反复发作、部位不恒定。这种情况下，应注意口腔卫生、休息及营养，症状明显时局部对症应用药物治疗就可以了。对于超过 2 周依然没有愈合的溃疡、菜花样病变、口腔内凸起的异常肿块等，需要警惕，应及时就医排除恶性肿瘤。

11.拍片发现颌骨囊肿，该怎么治疗？

很多人于口腔科治疗牙齿时，拍片会偶然发现颌骨囊肿，颌骨囊肿分为牙源性囊肿和非牙源性囊肿，一般均需手术治疗。对于较小的病变，可以一次性手术刮除；对于较大的牙源性颌骨囊肿，可以行开窗减压术，经过 6～18 个月减压治疗后，根据情况决定是否需要进行Ⅱ期手术，这样可以最大限度保护受累的牙和颌骨外形。

12.婴儿脸上长红斑是什么原因？

婴幼儿血管瘤是婴幼儿最常见的血管源性良性肿瘤，多见于婴儿出生时或出生 1 个月之内，大多数发生于面颈部，表现为高出皮肤的红斑，高低不平似杨梅状。一般出生 4 周后快速生长，第二个快速增生期是 4～5 个月时，一般在 1 年后进入消退期，消退较为缓慢。最常见的治疗方式为口服普萘洛尔治疗，也可以应用外用普萘洛尔制剂。

13.怎么治疗脉管畸形？

脉管畸形俗称"血管瘤"，婴幼儿发病的草莓样血管瘤为真性肿瘤，即血管瘤，其他均属脉管畸形，包括静脉畸形（俗称"海绵状血管瘤"）、微静脉畸形（俗称"葡萄酒色斑"）、动静脉畸形（俗称"蔓状血管瘤"）、淋巴管畸形。颜面部的脉管畸形影响美观，严重时还会导致面部畸形、功能障碍等，应及时就医，在病变较局限时采用手术,同时配合其他治疗,如药物治疗(如平阳霉素瘤腔内注射)、激光治疗等,动静脉畸形还需配合介入栓塞技术治疗。

唾液腺疾病

1.什么是"流腮"?

流行性腮腺炎简称"流腮",俗称"痄腮",四季均有流行,以冬、春季常见,是儿童和青少年时期常见的呼吸道传染病。它是由腮腺炎病毒引起的急性、全身性感染,以腮腺肿痛为主要特征,有时亦可累及其他唾液腺。常见的并发症为病毒脑炎、睾丸炎、胰腺炎及卵巢炎。腮腺炎病毒属副黏液病毒科。患者是传染源,直接接触、飞沫、唾液吸入为主要传播途径。接触患者后 2～3 周发病。流行性腮腺炎前驱症状较轻,主要表现为一侧或两侧以耳垂为中心,向前、向后、向下肿大,肿大的腮腺常呈半球形,边缘不清,表面发热,有触痛。7～10 天消退。本病为自限性疾病,尚缺乏特效药物,抗生素治疗无效。一般预后良好。

2.腮腺炎就是"流腮"吗?

不是。腮腺炎分为化脓性、病毒性和特异性感染三类,此外,还有放射性、过敏性、退行性及 IgG4 相关腮腺炎等。

3.唾液腺也可以长"结石"吗?为何会形成"结石"?

唾液腺结石病是在腺体或导管内发生钙化性团块而引起的一系列病变。85％左右唾液腺结石发生于颌下腺,其次是腮腺。唾液腺结石常使唾液排出受阻,并继发感染,造成腺体急性或反复发作的炎症。

唾液腺结石的形成原因还不十分清楚,一般认为与某些局部因素有关,如异物、炎症、各种原因造成的唾液滞留等,也可能与机体无机盐新陈代谢紊乱有关。

4.如何治疗颌下腺结石?

对于很小的唾液腺结石,可以口含维生素 C 含片或进食酸性水果,促进唾液分泌,有望将结石自行排出。较大的结石无法自行排出,需行手术切开取石。若无法将结石取出,或颌下腺反复感染,已失去分泌功能,则可行手术将颌下腺一并切除。

5.什么是干燥综合征?

舍格伦综合征又称"干燥综合征",是一种自身免疫性疾病,多见于中年以上女性,主要症状有眼干、口干、唾液腺及泪腺肿大。本病目前尚无有效根治方法,主要以对症治疗为主。干燥综合征有长期口干、眼干症状,可前往风湿免疫科及口腔颌面外科进一步诊治。

6.如何处理唇部黏液囊肿?

黏液囊肿好发于下唇及舌尖腹侧,因舌体运动常受下前牙摩擦以及自觉或不自觉咬下唇动作使黏膜下腺体受伤而致。囊肿位于黏膜下,表面仅覆盖一薄层黏膜,故呈半透明、浅蓝色小疱,状似水疱。大多为黄豆至樱桃大小,质地软而有弹性。囊肿很容易被咬伤而破裂,流出蛋清样透明黏稠液体,囊肿消失。破裂处愈合后,又被黏液充满,

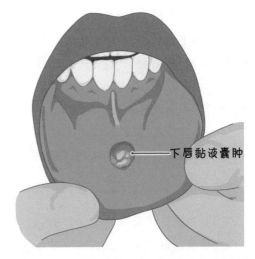

下唇黏液囊肿

再次形成囊肿。反复破损后不再有囊肿的临床特点,而表现为较厚的白色瘢痕状突起,囊肿透明度降低。最常用的治疗方法是手术切除。

7.什么是舌下腺囊肿?

舌下腺囊肿常由舌下腺导管阻塞引起,俗称"蛤蟆肿",最常见于青少年。舌下腺囊肿常位于舌下口底部位,表面常呈浅蓝紫色。囊肿因创伤破裂后,可流出蛋清样黏稠液体,囊肿暂时消失,数日后创口愈合,囊肿又可复发。根治舌下腺囊肿的方法是切除舌下腺,即使残留部分囊壁也不至于复发。

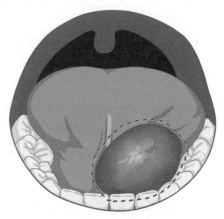

舌下腺囊肿

8.有哪些常见的唾液腺肿瘤?

唾液腺包括腮腺、颌下腺、舌下腺、口腔黏膜小唾液腺等。小唾液腺分布于唇、颊、舌、硬腭等处黏膜下组织。腺体不同,肿瘤类型不同,其临床表现也不同。在唾液腺不同解剖部位中,腮腺肿瘤的发生率最高,约占80%,颌下腺肿瘤占10%,舌下腺肿瘤占1%,小唾液腺肿瘤占9%。

(1)腮腺肿瘤:占唾液腺肿瘤的80%,多为良性,常见多形性腺瘤、腺淋巴瘤等;恶性腮腺肿瘤多以黏液表皮样癌及腺样囊性癌最多。如有以下情况,则有良性恶化可能,生长速度加快,呈浸润性生长固定,出现疼痛、破溃出血、面瘫。

(2)颌下腺肿瘤:以多形性腺瘤常见,长期存在,出现疼痛时有可能恶变,有可能出现破溃、出血、神经受压或以神经症状为首发症状。

(3)舌下腺肿瘤:恶性居多,常因疼痛、舌麻木、舌萎缩、舌运动不灵活而就诊,触诊时可触及肿块或腺体增大。

(4)小唾液腺肿瘤:恶性多于良性,以腺样囊腺癌常见,其次为恶性混合瘤,好发于腭部、颊部、舌下等处,晚期出现溃疡或出血、疼痛。

9.腮腺肿瘤为什么会导致口歪眼斜?

当腮腺恶性肿瘤侵犯面神经时,会导致面瘫等神经功能障碍表现。因此,出现面瘫症状常提示腮腺恶性肿瘤可能。

颞下颌关节疾病

1.张口闭口时,耳朵前面的关节为什么会痛?

参与张闭口运动的耳朵前面的关节称为颞下颌关节,由下颌骨髁突及颞骨关节窝构成。颞下颌关节是颌面部具有转动和滑动运动的左右联动关节,其解剖和运动都是人体最复杂的关节之一。颞下颌关节的主要功能是参与咀嚼、言语、吞咽和表情等。当某些原因造成颞下颌关节损伤时,可造成咀嚼肌痛或颞下颌关节痛。

2.颞下颌关节弹响是病吗?

颞下颌关节紊乱病是临床上除龋病、牙周病、错𬌗畸形之外最常见的口腔医学疾病。颞下颌关节紊乱病指包括咀嚼肌紊乱疾病、颞下颌关节结构紊乱疾病、炎性疾病和骨关节病等病因尚未完全清楚而有颞下颌关节弹响或杂音、关节及咀嚼肌疼痛、下颌运动异常等相同或相似症状的一组疾病的总称。故张闭口时出现颞下颌关节弹响，很大可能是颞下颌关节紊乱病的表现。

3.打哈欠后闭不上嘴怎么办？

颞下颌关节由下颌骨髁突及颞骨关节窝构成，若髁突脱出关节窝以外，超越了关节运动的正常限度，以致不能自行恢复原位，称为颞下颌关节脱位。当人们进行大张口（如打哈欠）时，可致单侧或双侧下颌骨髁突脱出关节窝以外，不能自行返回关节窝，导致呈开口状，不能闭口，此时应行颞下颌关节前脱位的口外或口内手法复位术。

4.嗑了一晚上瓜子，第二天为什么会一张嘴就疼？

人类的上下颌切牙具有切断食物的功能，在切断食物的过程中，上下颌前牙由对刃咬合关系变为个体的常态前牙覆𬌗覆盖关系。当前牙为对刃关系时，双侧颞下颌关节处于前伸状态。短时间内多次重复类似运动，颞下颌关节相关运动韧带及肌肉，以及张闭口肌群将一直处于功能运动状态，故导致因局部肌肉超负荷运动产生的肌肉痛。若自身咬合关系差，或伴有颞下颌关节疾病，则发生局部疼痛的概率会更高。

5.耳闷耳鸣与颞下颌关节有关吗？

颞下颌关节紊乱病患者，除伴有颞下颌关节区疼痛、张闭口弹响等典型症状外，还常伴有许多其他症状，如各种耳症、眼症、拖延困难、言语困难、急慢性全身疲劳等。其中，伴发耳症的比例较大，包括耳闷、听力下降、耳鸣等。一般认为，耳症和关节盘锤骨韧带（又称"下颌韧带"）有关。颞下颌关节紊乱病相关耳症的发生机制尚待进一步研究。

6.为什么有人一紧张颞下颌关节就疼，并且张不开口？

颞下颌关节紊乱病常见的临床表现有颞下颌关节区相关咀嚼肌肌痛、头痛、关节弹响、破碎音、杂音以及开口受限或其他相关颞下颌关节及下颌运动异常和功能障碍等。其中，开口受限也是颞下颌关节紊乱病的主要症状之一。颞下颌关节紊乱病的发病因素至今尚未完全阐明，一般认为与精神因素、牙𬌗因素、免疫学因素、关节负荷过重、解剖学因素等有关。当患者精神压力过大时，常可诱发典型症状。

7.为什么有人经常"掉下巴"?

若下颌骨髁突脱出颞骨关节窝以外，超越了关节运动的正常限度，以致不能自行恢复原位，称为颞下颌关节脱位，临床上以颞下颌关节急性前脱位最为常见。脱位可发生于单侧，也可双侧脱位。若患者本身咬合关系差，或为老年无牙殆患者，或伴有颞下颌关节紊乱病者，常发生颞下颌关节前脱位，反复发作成为习惯性脱位，造成患者言语、进食困难。

8.张不开口需要做手术吗?

颞下颌关节强直是指由损伤、炎症或外科手术等造成或导致的关节运动功能丧失，临床上可分为关节内强直和关节外强直。关节内强直是指由于关节病变造成的关节内纤维性或骨性粘连，简称"关节强直"，也称"真性关节强直"。关节外强直是由于上、下颌间皮肤、黏膜或深层组织发生粘连，从而限制关节运动，又称"颌间挛缩"，也称"假性关节强直"。关节内强直手术分为两类，一类是关节松解术，适用于纤维性强直；另一类是关节间隙成形术，适用于部分骨性强直。关节外强直手术的基本方法是切断和切除颌间挛缩的瘢痕，凿开颌间粘连的骨质，恢复开口度。

9.颞下颌关节也会长肿瘤吗?

颞下颌关节可发生良恶性肿瘤，其中，良性肿瘤包括髁突骨瘤、骨软骨瘤、滑膜软骨瘤、腱鞘纤维瘤、髁突黏液瘤及成软骨细胞瘤等。颞下颌关节的恶性肿瘤分为原发性恶性肿瘤和转移瘤两类，其中以转移瘤相对比较常见。关节原发性恶性肿瘤包括骨肉瘤、软骨肉瘤、滑膜肉瘤及纤维肉瘤等，均极少见。关节转移瘤可来自邻近解剖部位，如腮腺、中耳、外耳，也可来自乳腺、甲状腺、直肠等。

10.口腔科还包括"关节科"吗?

口腔科包括关节科。颞下颌关节由下颌骨髁突及颞骨关节窝构成。颞下颌关节是颌面部具有转动和滑动运动的左右联动关节，其解剖和运动都是人体最复杂的关节之一。颞下颌关节的主要功能是参与咀嚼、言语、吞咽和表情等。

有关颞颌关节的疾病种类繁多,其中常见疾病有颞下颌关节紊乱病、颞颌关节脱位、颞下颌关节强直以及颞下颌关节的良恶性肿瘤等。

颌面部神经疾病

1.什么是三叉神经痛?

三叉神经痛是指在三叉神经分布区域内出现阵发性针刺样、电击祥剧烈疼痛,持续数秒至数分钟,疼痛呈周期性发作,间歇期无症状。任何刺激口腔颌面部的"扳机点"都可引起疼痛,多发生于中老年,女性多见,多数为单侧。

2.什么是舌咽神经痛?

舌咽神经痛为舌咽神经分布区域的阵发性剧痛,多见于男性。疼痛性质与三叉神经痛相似,但疼痛部位在咽后壁舌根、软腭扁桃体、咽部及外耳道等处。疼痛常因吞咽、讲话而引起,睡眠时也可发作。应用 $1\% \sim 2\%$ 丁卡因喷雾于咽部、扁桃体及舌根部,如能止痛即可确诊。

3.什么是蝶腭神经痛?

蝶腭神经痛又称"蝶腭神经节神经痛",其病因不明,可能是由于某种病变直接损害或反射性刺激蝶腭神经节或神经根所致,临床表现为单侧面中部阵发性疼痛,常在夜晚发作。本病女性较多见,易发于 $30 \sim 50$ 岁。疼痛部位在一侧眼眶及其上下区域而不超越中线,常由一侧眼眶部、鼻根部后方及上颌部开始,继而扩散至腭部、牙龈、颧部等。疼痛性质剧烈,呈刀割样、烧灼样或钻样疼痛,每次发作时间由几分钟至数小时。每日可发作数次至数十次,或 $2 \sim 3$ 天发作一次,亦有 $1 \sim 2$ 周发作一次者。

4.什么是面神经痛?

面神经痛又称"膝状神经节痛"或"中间神经痛"。面神经痛可以像三叉神经痛一样,发生原因不明,但很少见。临床表现为阵发性侧外耳部、乳突部、外耳道及鼓膜深处刺痛,严重时可波及半侧面部或口腔内,常伴有舌前 2/3 味觉过敏或味觉减退,可能伴有眩晕及听力减退。疼痛可突然发生,亦可渐进性加重,疼痛剧烈,呈烧灼样,持续时间较长,可达数小时或更长,间歇期由数小时至数日。外耳部阵发性剧痛合并带状疱疹、周围性面瘫,偶有面部感觉过敏、乳突区压痛等。

5.什么是贝尔麻痹,如何预防?

贝尔麻痹是临床上常见的病因不明的急性单侧周围性面神经麻痹,有部分或完全性面瘫,两侧面部均可发生,并有自限性。研究者以往认为这是特发性的,现主要认为是病毒感染使面神经发生炎症所致。防止面部特别是耳后部受风寒,如夏季睡觉、乘火车或汽车、坐办公室时不使耳后部长时间受空调的冷风吹袭,可预防贝尔麻痹。

6.什么是耳颞神经痛?

耳颞神经痛是由三叉神经下颌支的耳颞神经或耳神经节受损所致,临床表现为一侧耳颞部阵发性疼痛,呈灼痛性质。疼痛部位集中于颞下颌关节区、外耳道前壁及其深部和颞部,疼痛常由咀嚼食物所引起,也可在夜间发作。发作时常伴有耳颞神经分布区内皮肤潮红、出汗、患侧唾液分泌增加以及颞浅动脉搏动增强等自主神经症状。在外耳道与髁突之间常有明显压痛点。

7.如何减少面部瘢痕?

瘢痕是创伤愈合过程的必然产物,即所谓没有瘢痕便没有创伤的愈合;但作为整复技术的要求,应力争手术后获得瘢痕最细、最平,以达到最美观的要求。影响瘢痕形成的因素有很多,除本身体质(瘢痕体质)外,与手术操作关系很大。手术创伤小、切口整齐、细针细线、正确对位缝合、适当早期拆线以及术后无感染等,都是减少瘢痕形成的重要措施。平行皮肤天然皱纹设计皮肤切口也可在一定程度上避免粗大瘢痕的形成。

先天性唇腭裂与颅面裂

1.唇腭裂会遗传吗?

正常人群唇腭裂发病率在 1:1000 左右。唇腭裂属于多基因遗传性疾病,与遗传有一定关系,唇腭裂患者的孩子比正常孩子发生唇腭裂的可能性明显增高。唇腭裂除了与遗传因素有关,还与环境因素有关,它的发生是遗传因素和环境因素共同作用的结果,因为机制比较复杂,还没有确定因素,遗传因素和环境因素如何作用也不清楚。环境因素主要有母亲吸烟、饮酒、环境污染、生活习惯不良等。

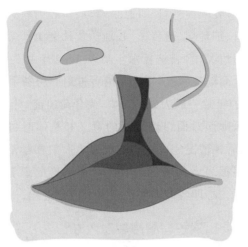

唇裂

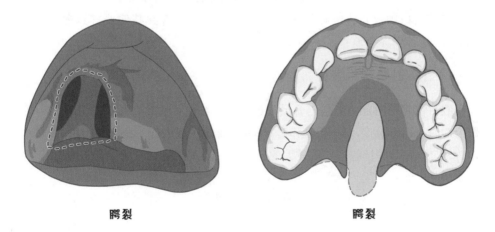

腭裂　　　　　　　　　　　　　　　腭裂

2.唇腭裂有哪些预防措施?

有生育意愿的女性,应接受相关知识教育。女性孕期应注意营养成分合理配给,如出现孕吐及偏食情况,应及时补充维生素及微量元素,避免精神过度紧张和情绪激动,避免接触放射线及微波,避免过度劳累和外伤,戒烟酒,禁用可能导致胎儿畸形的药物等。

3.唇腭裂序列治疗的时间表是怎样的?

在患者从出生到长大成人的每一个生长发育阶段,治疗其相应的形态、功能和心理缺陷,涉及口腔颌面外科、口腔正畸科、口腔内科、口腔修复科、耳鼻喉科、语言病理学、儿科、护理学、遗传学、心理学及社会工作等。唇腭裂患儿出生后需评估术前正畸的情况,唇裂整复术年龄以 3~6 个月为宜,体重达 5~6 kg以上。根据患儿的全面健康状况,手术年龄可推迟。腭裂手术建议年龄为 12~18 个月。牙槽突裂的年龄一般为 9~11 岁,尖牙萌出前,牙槽突裂手术前,口腔外科医师应与正畸医师面对面讨论植骨的意义和具体时机。鼻唇畸形二期整复术一般在 11 岁以后视情况完成。腭咽成形术一般在学龄前完成。语音训练则需要在腭裂术后根据患者的情况进行。严重畸形的患者,正畸-正颌联合治疗需要在成年后进行。心理咨询需要贯穿整个治疗过程。

4.妊娠期体检发现孩子有唇腭裂怎么办?

随着超声技术的进步,妊娠期体检可以发现胎儿的唇腭裂畸形,这种情况需要口腔科医师及儿科医师共同评估,对于严重畸形合并其他器官异常综合征的胎儿,是否生育应慎重。

5.什么时候开始腭裂的语音治疗?

良好的腭咽闭合功能是语音治疗的前提。4 周岁以上患儿能与语音治疗师配合时可行语音治疗,对于不合作者,可嘱家属先在家进行一些行为疗法,如吹水泡、鼓气、吹口琴等训练。年龄较大的患者,语音训练在手术 1 个月后开始进行。

牙颌面畸形

1.什么是牙颌面畸形?

牙颌面畸形是一种因颌骨生长发育异常引起的颌骨体积、形态结构,以及上下颌骨之间及其与颅面其他骨骼之间的位置关系失调,表现为颜面形态异常,咬合关系错乱与口颌系统功能障碍,又称"骨性错颌畸形"。国内外流行病学调查资料显示,人群中约有 40%错颌畸形,其中约 5%为颌骨发育异常引起的牙颌面畸形。

2.什么是正颌外科?

正颌外科是采用外科与口腔正畸联合矫治牙颌面畸形为主要内容的学科,集口腔颌面外科、口腔正畸、口腔解剖生理学、麻醉学、颜面美学和心理学等相关学科的新理论和新技术为一体,特别是采用外科手术与口腔正畸技术相结合的方式,可以达到单独外科手术或口腔正畸矫治难以达到的功能与形态均满意的治疗效果。

3.牙颌面畸形的先天病因是什么?

牙颌面畸形主要指个体出生以后,生长发育过程中受先天性(遗传性)或后天性(获得性)因素,或由二者联合作用所致的一类颌骨生长发育畸形。先天因素主要包括遗传因素和胚胎发育异常。颌面形态由遗传基因控制,因而具有显著遗传特征,表现为种族和家族的颌面相似性,即个体的面形具有同一家族所共有的基本特征。因此,某些牙颌面畸形,如下颌发育过度和上颌垂直向发育过度等可由遗传因素引起。胚胎发育异常在口腔颌面部的胚胎发育过程中,特别是胎儿发育期母体内环境异常,如母体妊娠期营养不良、内分泌紊乱、损伤、感染,或某些致畸药物影响,均可导致胚突发育或连接融合发生障碍,引起颌面系统的相应畸形。

4.有哪些影响牙颌面畸形的后天因素?

后天性(获得性)因素是指在出生后的个体生长发育阶段,任何引起口颌系统生长发育障碍的因素,均可导致牙颌面畸形的发生,常见的致病因素如下:

(1)代谢障碍和内分泌功能失调:在婴幼儿期,由于慢性营养不良,维生素D缺乏,钙、磷代谢障碍,影响骨骼正常而协调的生长发育,导致佝偻病,引起以下颌骨为主的牙颌面畸形。另外,在骨骼融合前出现脑垂体功能亢进,分泌过量生长激素,可引起巨颌症,因垂体功能低下,则可出现颌骨的发育不足畸形。

(2)不良习惯:儿童时期的不良习惯,如吮吸手指、咬笔杆等未能得到纠正,可引起上前牙前突、开𬌗,严重者尚可引起下颌后缩伴上颌前突畸形。

(3)损伤及感染:颌面发育期,尤其是少儿时期发生的颌面部损伤和感染性疾病,如颌骨骨折,颞下颌关节损伤,特别是由之引起的颞下颌关节强直,以及因颌骨骨髓炎引起的骨质破坏或因肿瘤切除等所致的颌骨缺损,均可导致颌面部生长发育异常,引起牙颌面畸形。有资料显示,在需要手术矫治的下颌发育不足患者中,约5%存在幼年时期下颌骨或髁突外伤史。腭裂早期修复术后,由于手术创伤和局部瘢痕形成,干扰上颌骨生长,可以导致面中份发育不足。

(4)其他:如病因尚不清楚的进行性偏面萎缩,是出生后,主要在个体生长发育期出现的一侧面部软硬组织呈进行性的萎缩和生长发育障碍,最终引起严重而复杂的牙颌面畸形。

5.有哪些常见的牙颌面畸形?

常见牙颌面畸形主要有颌骨前后向发育异常,如上颌前突、上颌后缩、下颌前突、下颌后缩等;颌骨垂直向发育异常,如开𬌗、长面综合征、短面综合征等;颌骨横向发育异常,如宽面畸形、咬肌肥大、下颌角肥大等;颏部畸形,如颏发育不足或过度;颜面不对称畸形,如半侧颜面短小畸形、单侧下颌发育过度、半侧下颌角肥大、进行性半侧颜面萎缩等。

6.牙颌面畸形的治疗程序是怎样的?

牙颌面畸形的治疗过程包括术前正畸治疗,正颌外科手术,术后正畸与康复治疗,术后随访等步骤。

7.什么是"地包天"?

"地包天"一般指前牙反𬌗,临床表现为下颌前突,近中错𬌗及前牙反𬌗。多由于不良哺乳姿势,乳前牙滞留或早失,上恒切牙先天性缺失,不良习惯、乳尖牙磨耗不足,全身性疾病以及遗传性下颌前突所致。一般采用正畸的方法治疗。如果是合并明显骨性畸形的前牙反𬌗,则需要进行正畸-正颌外科的联合治疗。

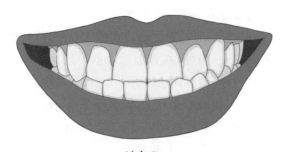

地包天

牵张成骨

1.什么是牵张成骨?

牵张成骨指通过对骨切开后仍保留骨膜及软组织附着及血供的骨段,施加特定的牵张力,促使牵张间隙内新骨形成,以延长或扩宽骨骼畸形和缺损的一种外科技术。20世纪初,国外研究者首次在斜行切开股骨后通过外部骨骼牵张实施了下肢骨组织的延长。后来,其他研究者进行了大量的实验研究和临床研究实习,成功将其应用于骨科领域。

2.牵张成骨器由几部分组成?

所有的牵张装置基本上都由固定装置和牵张装置组成。固定装置部分必须确保截骨线两端骨断面间具有良好的稳定性。固定装置又可分为牙支持式和骨支持式。牵张器的牵张部分一般由螺杆和螺旋轨道组成,按照预定的速度和频率旋转螺杆,牵张装置连同固定于牵张器上的骨段便会沿螺旋轨道移动。在截断开的骨断面间产生张力,刺激骨组织生长。同时,骨周围软组织包括皮肤、肌肉、血管、神经被牵张延长,从而达到软组织同时扩容的目的。

3.牵张成骨一般需要几步?

颌骨牵张成骨技术在临床上从截骨、安放牵张器到完成牵张成骨及拆除牵张器有三个临床分期,即间歇期、牵张期和稳定期。间歇期是从安放牵张器到开始牵张的时间,一般为5~7天。牵张期是指每天按照一定的速度和频率进行牵张,最后达到设计牵张幅度所需要的时间。稳定期是指从完成牵张到拆除牵张器的这段时间。一般情况下,上颌骨可为4~6个月,下颌骨可为3~4个月。

4.口腔科利用牵张成骨能治疗什么疾病?

牵张成骨技术应用于肢体长骨的适应证非常广泛,几乎包括因先天性发育畸形、骨髓炎、骨肿瘤、切除、创伤等造成的各类肢体骨病及骨缺损或缺失。在口腔颌面部,颌骨牵张成骨技术的应用也越来越广泛,涉及上颌骨、下颌骨的各种不同类型的发育不全,颌骨缺损,先天畸形,如小下颌畸形、半侧颜面发育不全综合征等。

5.口腔科牵张成骨会对神经产生影响吗?

颌骨牵张成骨对神经的影响主要体现在下颌骨形成骨对下牙槽神经的影响。下牙槽神经位于下颌骨体内,术中截骨、牵张器放置、牵引速度和频率等原因均可引起下牙槽神经异常,导致术区疼痛或颏部一过性麻木,但通常症状会逐渐消失或缓解。为了防止神经并发症的发生,术前要设计合理的手术方案,包括如何截骨和安放牵张器,术中仔细操作,避免损伤下牙槽神经。术后在下颌骨牵张过程中,应严格控制牵张的速度与频率,以避免对下牙槽神经产生不可逆的损伤。

6.牵张成骨对颞下颌关节有影响吗?

下颌骨牵张成骨对颞下颌关节的影响是轻微、可逆的。有研究表明,下颌骨牵张成骨对颞下颌关节髁突的影响主要表现为牵张侧的髁突纤维软骨组织的形态学和组织学的改变和软骨、骨的改建活动。另有实验研究证明,颞下颌关节的损伤与牵张速度明显相关,如控制在每天牵张 1 毫米以内不会造成颞下颌关节明显损伤。

7.口腔牵张成骨对咬牙有影响吗?

颌骨牵张成骨可以快速改变患者颌骨的形态,在这个过程中,势必会对患者咬合关系产生影响。由于𬌗关系和颌骨形态的结构不同,截骨术式和安置牵张器位置的不同,以及患者个体颌骨肌群的平衡差异,都可能导致𬌗关系紊乱。因此,颌骨牵张成骨术也必须有口腔正畸科医师参与,才能在术后获得理想的𬌗关系,从而可保证口腔颌面部生理功能的全面恢复。

颌面部后天畸形和缺损

1.什么是显微外科技术?

显微外科技术是指借助手术显微镜,或在放大镜下进行某些精细外科操作的一种技术,它是一门新技术,已使外科手术由宏观趋向微观,诸如 1 毫米以下的微血管以及神经束膜吻合均可成功。在口腔颌面部缺损整复中，用得最多的是显微血管外科和显微神经外科手术。

2.如何修复下颌骨缺损？

（1）单纯游离移植术：其特点是做整块移植肋骨、髂骨及颅骨，包括骨密质、骨髓，有时还伴骨膜。

（2）骨髓移植术：它的特点是以金属网或涤纶（dacron）网做成颌骨支架，固定于颌骨缺损区，然后取髂骨松质骨及骨髓填入，经成骨细胞活跃钙化后，可形成整段骨块。

（3）带肌蒂的骨移植术：常用带蒂骨肌瓣有胸锁乳突肌带锁骨、胸大肌带肋骨、斜方肌带肩胛骨以及颞肌带颅骨等。带肌蒂骨移植的目的在于，希望通过肌蒂部血供来增加骨骼的营养，从而减少移植后骨的吸收率及增加移植的成功率。但由于这种骨组织的营养基本上来自骨膜，抗感染力不高，有时仍可因继发感染而导致骨坏死或吸收。本法的缺点是转移方向受到一定限制，骨段的长度也不能随心所欲，仅限于整复下颌骨体部的中小型缺损。

（4）血管吻合游离骨移植术：也称"血管化游离骨移植术"，是近年来应用显微外科技术行血管吻合、血液循环重建的一种新的骨游离移植术。根据血供来源，又可分为骨髓腔供血和骨膜供血的骨移植术两类。前者包括以肋间动脉供血的游离肋骨移植术及以旋髂深动脉供血的髂骨移植术；后者则主要为以胸背动脉供血的背阔肌肋骨移植术及以腓动脉供血的腓骨移植术。

3.面神经可以移植吗？

在口腔颌面整复术中，神经移植主要用于肿瘤手术后整复面神经的缺损，以及舌下神经、迷走神经、下牙槽神经等的整复，其中又以手术时立即移植整复应用最多。因为早期整复，特别是立即整复，恢复功能的效果较佳。对早期面瘫，可以行腓肠神经横跨移植，即将正常侧的冲动通过移植的腓肠神经传导至患侧面的末梢支，从而获得面部功能恢复。至于晚期面瘫，则必须同时行肌移植才能取得一定效果。

功能性外科与计算机辅助外科

1.什么是口腔的功能性外科？

口腔功能性外科主要有三个内涵：
(1)切除病变组织、保存正常的组织。
(2)对缺损的组织进行修复和重建。
(3)避免破坏正常的解剖结构，比如选择性或者功能性的颈淋巴清扫术、某些病变涉及的下颌骨保存、功能性的腮腺切除术、口腔颌面部组织缺损的修复、神经缺损的动力学修复等。

2.口腔外科的虚拟技术是什么？

虚拟技术是利用各种医学影像学数据，通过虚拟现实技术在计算机中建立一个三维模型，供医师进行手术预演、训练，从而制定出较为完善的手术方案，并在实际手术过程中引导手术，以及术后评估手术效果。目前，口腔颌面外科虚拟技术的临床应用主要是在牙种植体种植、颌骨畸形或创伤的矫正、辅助肿瘤切除和骨缺损的重建、手术效果的评价等方面。

3.什么是口腔科的手术导航技术？

口腔颌面外科的手术导航是利用虚拟现实技术和定位跟踪系统，连接手术区域、手术器械，并对操作的过程进行实时显示。在种植和颅颌面畸形手术矫治、复杂骨折的复位、复杂解剖区域的高风险肿瘤切除等手术中，可进行立体可视化的术中定位操作，能获得传统手术无法比拟的效果，有效降低手术创伤，最大限度保留患者的功能和外形。

4.机器人技术在口腔科得到应用了吗？

机器人辅助外科是通过精确的定位及计算机运动控制技术替代外科医师完成相应的高难度、高风险手术，医师通过机器人手臂间接完成手术。机器人辅助外科在口腔颌面外科领域已经有成熟的应用。

5.CAD/CAM 技术和快速成型技术是什么?

在计算机的控制下,将 CT、MRI 等图像的数据转换成三维的图像模型,并通过计算机软件驱动计算机数控机床等设备生产出三维实体模型。在制定手术方案、模拟手术、个性化植入假体等领域有成熟应用。

睡眠呼吸障碍

1.什么是 OSAHS?

OSAHS 即阻塞性睡眠呼吸暂停低通气综合征的英文缩写,是一类以睡眠打鼾和日间极度嗜睡为特征的严重影响患者生活质量和社会接受性的睡眠呼吸紊乱,由于睡眠中反复发作呼吸暂停和低通气,造成频发的低氧血症和高碳酸血症,常导致心肺血管和其他重要生命器官病变,甚至发生睡眠中猝死。因此,OSAHS 是一种潜在致死性疾病,日益受到医学界和社会的重视。

2.OSAHS 的病因是什么?

OSAHS 病因复杂,研究者还未完全明了,大多数人认为是由上气道软组织塌陷和上气道结构异常造成的上气道梗阻的长期作用,导致呼吸中枢的调节机制发生障碍所致。这类患者广泛存在鼻甲肥大、鼻中隔偏曲、舌根肥厚、软腭过长、腭盖低平、下颌弓狭窄、下颌发育不足等解剖结构异常,这些异常直接或间接造成上气道狭窄和阻塞。

3.如何治疗 OSAHS?

治疗 OSAHS 的手段分为非手术和手术治疗两种。非手术治疗包括持续正压通气治疗、口腔矫治器治疗、药物治疗以及减肥等。外科手术是有效治疗 OSAHS 的基本方法之一,常用手术方法包括:扁桃体、腺样体切除术,鼻中隔成形术,鼻息肉和鼻甲切除术,舌体缩小成形术以及腭垂腭咽成形术等。近年来,正颌外科手术已较广泛地用于 OSAHS 的治疗,特别对伴有下颌发育不足的 OSAHS 患者,有着十分显著的治疗效果。

口腔颌面微创外科

1.什么是微创外科?

微创外科是近几年新兴的一种外科技术,通常只对机体产生较传统外科更小的创伤,能达到甚至超过传统外科效果。其中包括内镜外科、介入放射外科、定向引导外科、导航外科、远程外科,甚至还包括显微外科、基因治疗和纳米外科等。

2.颞下颌关节疾病能微创治疗吗?

颞下颌关节疾病的关节镜外科治疗已成功实施了较长时间且应用比较广泛。颞下颌关节的关节镜外科治疗适应证广泛,最常见的有结构紊乱、骨关节病、关节过度运动、纤维强直、顽固性疼痛等。此外,化脓性关节炎、外伤性囊内粘连和滑膜软骨肉瘤等也属关节镜外科治疗的范畴。不仅如此,内镜辅助手术、导航及导航内镜结合手术也成为新兴热点。

3.颞下颌关节疾病做关节镜微创手术会伤到神经吗?

在进行颞下颌关节关节镜微创手术的过程中,灌洗液渗出导致关节周围组织产生水肿,有可能使面神经分支中的颞支和颧支持续性受压而产生相应的面瘫症状,包括额纹消失或闭眼不全,一般均可在术后数小时或三天内自行缓解。

4.颞下颌关节镜微创手术对耳朵有影响吗?

在进行颞颌关节关节镜微创手术的过程中,可发生外耳道穿孔。究其原因是穿刺时穿破外耳道软骨前壁所致。如未及时发现,继续向深部进针,有可能造成鼓膜穿孔及术后中耳感染,并导致永久性听力减退甚至丧失。故耳部并发症是颞下颌关节疾病关节镜微创外科的严重并发症之一。

5.腮腺肿瘤能做微创手术吗?

内镜辅助下的腮腺区良性肿瘤切除术主要采用比常规切口更小、更隐蔽的切口,应用分离、提吊和扩撑等方法先建立可操作空间,通过内镜引导,再用高频超声刀或其他器械沿面神经走向分离后切除肿块。该手术创伤小,术后瘢痕不明显。但由于唾液腺肿瘤的病理特点及生长方式的多样性,使微创治疗受到一定限制,手术适应证相对比较窄,目前仅尝试应用于腮腺体积较小的良性肿瘤的切除。

6.颌下腺手术能做微创手术吗?

内镜辅助下的颌下腺手术多采用口内切口,内镜辅助,使口底深部的解剖结构可在屏幕上显示,便于操作。该方法可适用于颌下腺的良性肿瘤、下颌下腺炎和腺体结石等手术的操作。

7.什么唾液腺疾病可以做内镜检查及手术?

唾液腺内镜外科主要应用于腮腺导管弯曲的结石取出病例。对于颌下腺导管结石,主要适用于结石位于下颌第二磨牙及后者,采用唾液腺内镜外科的方法有望保存下颌下腺。对于多发性结石和有结石复发病的患者,也可行唾液腺镜取石及探查性手术。对于临床原因不明的颌下腺或腮腺肿胀,以及造影显示有狭窄的病例,也可以采取唾液腺内镜探查、导管扩张、支架植入等手段,从而达到解除梗阻、引流涎液和缓解症状的目的。

8.微创手术有什么好处?

微创手术具备以下特点:①高精确性:不论采用何种手段,都是在影像和数字技术指导下完成的。②创伤小:体现在局部、全身和心理三个方面,患者及家属接受度高。③高效性:它不但可替代部分开放性手术,部分微创手术还能完成开放性手术无法进行的操作,优势明显。

9.三叉神经痛可以做微创手术吗?

三叉神经痛微创手术分影像学导向定位射频温控热凝术和内镜手术。在穿刺的导向定位技术方面,目前有先进的导航技术的介入,使手术更加精确和易掌握,但设备昂贵,且操作比较繁杂。神经疾病的微创内镜手术又分内镜辅助手术和全内镜手术两类。全内镜微血管减压术指所有过程均在内镜的指导下完成,技术含量及要求均较高。

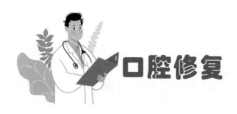

口腔修复

瓷贴面

1.什么是瓷贴面,可以美白牙齿吗?

瓷贴面是一种应用全瓷材料制作的薄薄的牙齿表面贴片,主要针对牙齿美观缺陷进行治疗,很多爱美人士觉得自己牙齿不够白、牙缝大或形状怪异等,都可以通过瓷贴面的方式来修复自己的美观缺陷。

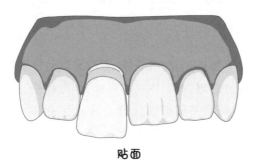

贴面

2.我想有明星那样的牙,可以通过做瓷贴面来实现吗?

明星的牙齿往往都是又白又整齐,这种效果通常是通过牙齿矫正美白或做瓷贴面来实现的。其实,这样的美丽要求普通人也可以实现,但是在治疗前必须把龋齿等明显的口腔疾病妥善处理好,再进行美学修复,而且要提前了解好各项治疗相应的利弊,以及治疗过程和费用等。

3.美容院"浮雕美白贴面"火热,建议做吗?

你在朋友圈里或许见过不少美容机构推送所谓"3D 浮雕美白贴面""皓齿"

"明钻"等牙齿美白项目,而这些内容绝大部分是虚假宣传,有可能还涉嫌非法行医,因为大部分美容院没有口腔治疗的许可资质以及配套的口腔医生和设备。他们往往通过在顾客牙齿上涂布酸蚀剂和用树脂对牙齿表面进行覆盖,以达到所谓的美白效果,可是这样做会破坏牙齿表面的生理结构和天然的缝隙,很容易导致牙龈炎症、咀嚼功能障碍、深着色、龋齿等严重后果,名为美容实则毁容,而且花费不菲,请爱美人士务必认准正规口腔医疗机构。

4.做瓷贴面疼不疼,需要磨牙吗?

瓷贴面是口腔微创美学治疗的一种,通常不需要进行打麻药等有疼痛感的操作步骤,瓷贴面治疗遵循微创原则,尽量不磨牙,少磨牙。因此,大家大可不必担心,瓷贴面的磨牙量微乎其微。

5.一般需要做几颗瓷贴面?

在制作瓷贴面时,医生通常遵循对称原则,如左右对称、上下对称,这样才能够实现外形、颜色美学的统一,通常采用的制作数量为上下颌各 6~8 颗,以确保您在正常说话、微笑时美学区域全覆盖。当然,如果您只想做一颗或几颗,只要比色没问题,也是可以的。

6.我有夜磨牙,可以做瓷贴面吗?

有夜磨牙的患者,通常牙齿磨损较重,咬合情况较紧,在睡眠期间牙齿会不自觉反复用力摩擦。而瓷贴面所用材料大部分脆性较高,在受到较大压力和摩擦力时,可能会出现脱落或崩裂。因此,有夜磨牙的朋友们应该优先解决磨牙症,再由修复医生评估咬合关系,谨慎制作瓷贴面。

7.我牙齿不齐,可以做瓷贴面吗?

对于牙齿不齐的朋友,我们建议优先咨询正畸科医生,对于严重的牙列不齐如"地包天"、锁𬌗等情况,必须在牙齿正畸排齐之后再做贴面美学修复。而对于个别扭转、过小或畸形的牙齿,是可以直接通过瓷贴面纠正修复的。

8.到底做全瓷冠好,还是瓷贴面好?

全瓷冠和瓷贴面的适应证并不完全一致,如果牙齿存在大面积缺损,或者有大块充填材料,甚至处理过牙神经,还是建议通过全瓷冠方式来保护牙齿。

瓷贴面主要针对牙体组织较完好的牙齿,其主要修复目的是达到更好的美学效果。而且,瓷贴面主要在前牙区受力比较小的牙齿上应用,在后牙区则需要全瓷冠的有力支持。

9.做了瓷贴面需要怎么维护?

在做过瓷贴面之后,请朋友们一定注意日常维护。首先,每天早晚各一次的巴氏刷牙法和牙线清洁口腔是必不可少的;其次,日常应减少咖啡、可乐、浓茶等深着色饮料、食品的摄入;最后,避免在瓷贴面修复区啃咬果壳等坚硬食物,以防崩裂。

10.瓷贴面会不会掉下来?

瓷贴面主要靠树脂黏接材料的黏接力附着在牙齿表面,在黏接过程中,如果遇到唾液、血液等污染黏接界面或者操作流程不规范,都可能造成后续瓷贴面脱落。除此之外,不良应力、夜磨牙、外伤等也都是造成瓷贴面脱落的常见原因。如果发生脱落,请及时就医。

11.做了瓷贴面可以洗牙吗?

有的患者在进行瓷贴面修复后便不敢洗牙,其实大可不必有此担心。专业的洗牙医生会注意到您的瓷贴面,小心翼翼避开贴面黏接区域,或者应用手动刮治器械进行洁治,您也可以在洗牙前告知医生注意谨慎操作。我们建议每半年进行一次洗牙洁治。

12.瓷贴面会不会使牙齿变厚啊?

在进行瓷贴面治疗时,存在磨除和不磨除牙体组织两种情况。如果不磨除牙体组织,直接覆盖瓷贴面,则牙齿会略微变厚,但不会影响正常的美观和咀嚼功能。而在大部分情况下,需要先薄薄磨除一层牙体组织,再由瓷贴面恢复去掉的厚度,因此,在牙齿厚度方面,不必过于担忧。

13.听说瓷贴面容易碎,是真的吗?

瓷贴面材料具有脆性的特点,在受到高度应力和较高压强时可能会出现碎裂的情况。但是近年来,随着全瓷材料的不断优化升级,其抗断折碎裂的能力越来越强大,因此,合理应用、维护瓷贴面,完全能够满足正常口腔咀嚼功能。

14.未成年人可以做瓷贴面吗？

很多未成年患者因为牙齿不齐或外伤等原因想要做瓷贴面进行美容修复。口腔医生建议，最佳的贴面修复时间为成年之后，因为此时牙弓和牙齿的大小已基本稳定，不会再有明显变化，此时制作瓷贴面能够实现良好的美学稳定，不会因为生长发育改变而导致出现大的牙缝。

15.瓷贴面会不会导致牙龈出血？

在进行瓷贴面牙体磨除预备时，医生需要对您的牙龈进行排龈操作，以达到瓷贴面严丝合缝的效果，这时候可能因为牙龈脆弱或局部牙龈炎症而造成轻微出血。在瓷贴面安装黏接之后，医生会小心去除龈沟里的多余黏接剂，如果黏接剂有残留，日后可能会造成牙龈出血。在日常生活中，必须正确清理牙齿及牙龈，防止牙龈、牙周炎症造成出血。

16.做完瓷贴面还能整牙吗？

通常情况下，做完瓷贴面再进行整牙正畸治疗有一定难度，因为在瓷贴面修复体上进行托槽的黏接或者力量的施加，有可能导致瓷贴面折裂、脱落。如果不安装正畸的治疗装置或者施加力量于瓷贴面，正畸治疗过程中瓷贴面牙齿也没有咬合创伤，那影响就微乎其微。医生还是建议大家先进行正畸治疗，再进行贴面修复。

17.门牙磕掉一块，是补牙还是做贴面？

很多朋友因为外伤导致门牙磕掉一块，这时候往往就会有疑惑，我是补上一块牙齿，还是做贴面更好呢？其实，对于小面积的门牙缺损，瓷贴面比补牙更有优势。一方面，瓷贴面的黏接能力和抗力效果比补牙更强大。另一方面，瓷贴面的美学恢复能力更优秀。然而，对于大面积缺损的情况，甚至牙神经暴露的病损，全瓷冠比以上两种更合适。

18.国产材料的瓷贴面好还是进口的好？

瓷贴面的价格差异主要是由全瓷材料和工艺的不同导致的。现在，市面上主要的瓷贴面全瓷材料工艺有铸瓷类、玻璃陶瓷类、烤瓷类，各种品牌的玻璃陶瓷类材料是制作瓷贴面的主力军。目前，我国研制的各种全瓷材料已经能够满足大部分瓷贴面的制作需求,而在超薄瓷贴面所应用的全瓷材料上,仍以进口品牌更具优势。

19.我爱喝茶、咖啡、可乐,对瓷贴面有影响吗?

接受过瓷贴面修复的小伙伴们可要注意啦!你们所深爱的浓茶、咖啡、可乐、奶茶等深着色的饮料可能会对瓷贴面的黏接界面进行染色,导致瓷贴面不美观。而且,这些食物容易造成牙齿表面的酸蚀以及细菌附着,如果清理不及时,可能会产生牙结石、牙齿变色等会降低颜值的不良后果。因此,饮料美味,可不要贪杯哦!

20.四环素牙、氟斑牙可以做瓷贴面吗?

好多朋友深受四环素牙和氟斑牙的困扰,不敢大胆露牙微笑。瓷贴面可以有效解决以上问题。四环素牙是药物导致的牙齿深层组织变色,可以通过瓷贴面将变色组织遮挡,恢复美白、整齐的牙齿。氟斑牙是由于饮用水中含氟量过高导致牙体组织脱矿,这一类牙齿通常坑坑洼洼、黄白相间,可以将脱矿的牙体组织去除,然后用瓷贴面覆盖遮挡。

(曲凤杰　张扬)

嵌体修复

1.牙齿大面积龋坏怎么办?

对于牙齿大面积龋坏,一般补牙无效后选择嵌体修复。

2.为什么嵌体补牙这么贵?

与传统的树脂补牙相比,嵌体补牙在加工工艺,包括边缘密合程度以及使用感上有较大提升,在使用上没有任何影响及不适,非常坚固耐用。因此,如果条件允许,还是建议使用嵌体补牙。

3.嵌体与树脂补牙有哪些区别?

(1)树脂修复:优点是能够直接黏接,一次完成修复,减少患者复诊次数。

缺点是树脂修复时间久后，即使多次采用光固化充填来减少收缩，仍有收缩可能。树脂修复适用于牙齿缺损程度较小，或者龋齿损坏程度仅达到牙冠三分之一或者不足三分之一者。

（2）嵌体修复：优点是成形后不会存在收缩情况，因为嵌体是瓷材料，补完以后较少出现牙体敏感、边缘微渗等情况。缺点是若患者喜欢食用粘连性强的食物或硬的食物，嵌体容易脱落。牙冠呈基本腐质比较多的患者，去完腐质后，牙体组织缺损过多，建议行嵌体修复。

4.为什么说嵌体修复是"为您量身定制的"？

因为嵌体是一种嵌入牙体窝洞内部，用以恢复缺损牙的形态与功能的修复体。通过黏合剂将嵌体牙粘在有缺损的牙齿上，由于嵌体在形态、硬度等各方面与牙齿吻合度很好，不仅可以解决牙齿缺失部分容易变大的难题，也可以减轻患者频繁补牙的痛苦。而且，整个制作过程是在口外完成的，所以它还可以很好地恢复牙齿外形及咀嚼效率，这一点是传统补牙无论如何都无法实现的。

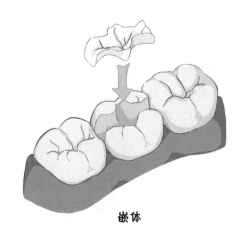

嵌体

5.什么是瓷嵌体？

瓷嵌体是一种补牙方法，当牙洞足够大，无法通过补牙方式进行补牙时，瓷嵌体就可以派上用场。

6.嵌体修复需要杀神经吗？

如果牙齿本身符合做嵌体的条件，则做嵌体是比较好的一种修复方式。对于某些患者，如老年人、喜欢吃坚硬食物的人，牙齿磨损较多，需要做修复。但牙齿本身没有坏，牙神经没有发炎，可能并不太需要做牙根治疗，可直接做嵌体修复。因为嵌体修复仅需要磨除少量牙齿，如果患牙没有损伤牙神经，则不需要做根管治疗。

7.听说嵌体能立等可取,是真的吗?

是的,椅旁计算机辅助设计计算机辅助生产(CAD-CAM)修复是医生在牙椅旁通过一套系统完成的嵌体制造的修复方式,可以实现立等可取。在椅旁采取光学印模的方式,通过计算机进行辅助设计,同时将设计的嵌体形状输出到椅旁模学系统,这个模学系统就会对瓷块进行研磨,按照设计的缺损大小、形状进行研磨,最终生成用于牙体缺损治疗的嵌体。医生随即把嵌体戴到患者口中,所以说这是一种比较先进的、高技术的、高科技含量的治疗方式。

8.牙坏了该戴牙冠还是做嵌体呢?

这要根据牙齿缺损的大小来确定,牙齿做嵌体和牙冠通常都是比较好的,都能够起到保护牙齿的作用。如果牙齿破坏不是特别的严重,可以通过做嵌体的方式来改善;如果牙齿破坏比较严重,已经伤害到了牙神经,则可以通过牙冠修复的方式来治疗。

9."杀"过神经的牙能做嵌体修复吗?

如果牙体已经大面积损坏,而且已经是死髓牙,就不建议做嵌体了,一般在根管治疗后打桩做冠更结实耐用。

10.嵌体补牙能维持多久?

嵌体补牙的维持时间由很多因素共同决定,活髓牙的嵌体修复治疗是非常好的一种修复方式,只要注意邻面清洁,其使用时间与天然牙一样,终身使用是没有问题的。对于死髓牙,患者需要注意:不要咬过硬的东西,因为牙齿失去牙神经的营养之后会变脆;另外,与活髓牙一样,要注意邻面部位的清洁,经常使用牙线,这样嵌体也可以维持在口腔内,伴随患者一生。

11.嵌体有哪些适用范围?

(1)各种牙体缺损已涉及牙尖、切角、边缘嵴以及牙面,而不能使用一般材料充填修复者。

(2)因牙体缺损邻接不良或食物嵌塞严重,需恢复邻面接触点者。

(3)牙体虽有缺损,但仍存在较大面积健康牙体组织,可以为嵌体提供足够抗力者。

12.嵌体修复结实还是戴牙冠结实?

这个问题与牙的具体情况有关:

(1)如果临床牙冠的龋损面积不超过 1/2,固位力较差且补牙材料反复脱落,则嵌体的实用性更强,少量磨除牙体组织就可以恢复牙齿形态,并能与邻牙形成良好的连接关系,避免影响与对颌牙的咬合关系。

(2)牙冠广泛缺损或根管治疗后剩余的牙体组织较少时,全冠的实用性更强,可增强牙齿的抗力性,能承受较大的咬合压力,并可避免牙齿折裂。

13.嵌体修复后有哪些注意事项?

(1)养成良好的口腔卫生习惯。
(2)少吃坚硬的食物,饭前饭后要漱口。
(3)每半年到一年复诊一次。

14.嵌体修复和牙冠的区别是什么?

嵌体修复和牙冠的区别在于用处不一样,功能也不同。嵌体修复和牙冠都属于固定修复,与牙冠修复相比,嵌体修复的磨损牙量少,但对牙齿预备的要求较高。牙冠预备磨牙量相对较大,但周线较短,出现问题的可能性较小,而嵌体周边和边缘线较长,容易发生龋和继发龋。

(曲风杰　杨丽萍)

固定义齿修复

1.若牙齿缺失,镶什么假牙好?

假牙在医学上被称为义齿。各种义齿修复方法各有其优势,只有根据个人缺失牙情况、身体状况、经济条件等来选择,适合自己的义齿修复才是最好的。义齿修复可分活动义齿、固定义齿和种植修复。

(1)活动义齿:是临床上应用较多的一种修复方式,优点是可自行摘取,价格低廉;缺点是需要餐后摘取清洁,且生活不能自理者及口腔黏膜病患者不能使用,有异物感。

（2）固定义齿：适用于缺失 1～2 颗牙的修复，可固定于口内，不能自行摘除，咀嚼功能恢复好；缺点是需要磨两边正常邻牙。

（3）种植：是目前常用的使用方法，适用于成人 1～2 牙缺失，优点是不磨正常邻牙，咀嚼能力恢复较好；缺点是种植周期较长，价格较高。

需要义齿修复时，应及时就诊，完善检查，由专业医师根据个人情况综合判断，选择合适的修复方式。

2.什么是固定假牙，比活动假牙好在哪里？

固定假牙是利用缺牙部位一侧或两侧的牙作为支撑，将所有牙连为一体，进而修复缺失的牙，类似于生活中常见的桥墩。与活动假牙相比，固定假牙使用方便，不需要每日摘戴，且没有异物感，不影响说话发音。同时，戴固定假牙吃饭时咀嚼效率高，与自己的天然牙十分相似，平时护理也相对简单，只需要正确刷牙即可。

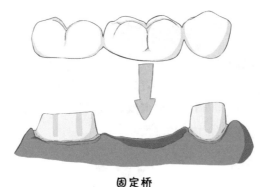

固定桥

3.有一颗后牙掉了，能够镶固定假牙吗？

如果这颗后牙是智齿，通常不需要进行修复；如果这颗后牙是正常磨牙，则需要修复。在临床上，修复这颗牙可以选择三种方法，即活动假牙、固定假牙、种植牙，但活动假牙佩戴不舒服，种植牙费用较高且对缺牙部位骨头要求较高，因此可以选择固定假牙修复。固定假牙修复需要磨除相邻两侧的牙作为支撑，但当两侧的牙出现松动或有炎症症状时，需要进行治疗后再进行固定修复。

4.拔牙后多久可以镶固定假牙？

通常情况下，拔牙 3 个月后可以镶固定假牙，主要是因为拔牙后会形成拔牙窝洞，即该部位的牙龈及牙槽骨缺失。而牙槽骨修复一般需要 3 个月左右才能达到稳定,此时缺牙区的牙龈组织也会变得相对平整,是镶固定假牙的最佳时机。如果过早进行镶牙,牙槽骨及牙龈组织还不稳定,镶牙会导致假牙和牙龈之间形成缝隙,易存留食物残渣;如果拔牙后长时间不镶牙,则会导致缺牙区的两侧牙倾斜及对颌牙伸长,加大修复难度。

5.制作固定假牙的材料有哪些? 我该如何选择呢?

目前,制作固定假牙的材料主要有金属牙冠、金属烤瓷牙冠、全瓷牙冠。金属牙冠包括贵金属及非贵金属牙冠,贵金属牙冠虽然安全,但价格较为昂贵,非贵金属牙冠价格便宜,但可能渗出金属离子,影响健康及美观。金属烤瓷牙冠由金属内冠和外部的瓷层组成,美观性优于金属牙冠,但强度较差,容易崩瓷。全瓷牙冠主要材料为二氧化锆或二氧化铝,整个牙冠均由高强度瓷材料组成,透明度及美观性高,可达到以假乱真的效果,经过个性化制作后,无论形态还是色泽都可与患者的口腔状况相适应,修复效果更为理想。

6.固定假牙是怎么固定的?

固定假牙是目前常用的修复单颗或多颗缺失牙的治疗方法,是指将缺牙区相邻的健康牙磨小,并使其作为支撑,将缺失的人工牙冠连为一体,然后将制作完成的牙冠黏接在磨小的天然牙上,从而恢复缺失牙的形态与功能。

7.做固定假牙需要磨牙吗? 磨牙的过程中会疼吗?

做固定假牙需要磨牙。固定假牙是利用缺牙区相邻的牙作为支持,将所有牙连为一体,因此需要将相邻的牙磨小一圈,才能戴入固定假牙。若两侧需要磨小的基牙"杀"过神经,则磨牙的过程不会产生疼痛;若两侧的基牙为健康活髓牙,没有"杀"过神经,则磨牙过程中会出现酸痛等敏感现象,此种情况下医生一般会提前注射麻药,因此磨牙的过程也不会出现疼痛。

8.因做固定假牙而磨掉的好牙,将来会松动吗?

首先,一般情况下,因做固定假牙磨掉的好牙不会松动,但如果基牙本身条件很差,在磨牙之前就有龋坏、炎症等现象,则在后期可能会出现松动;其次,如果医生治疗方案不合理,缺失牙太多,而选择的基牙又太少,在将来也可能会出现松动;最后,如果患者口内咬合关系不良或咬合力过大,使磨小的基牙遭到持续性创伤,最终也会出现松动。

9.我的口内有两颗固定假牙,平时在生活中需要注意哪些事呢?

当您的口内有固定假牙时,需要注意以下事项:

(1)注意口腔卫生,保证每天至少刷两次牙,同时学会使用牙线、冲牙器等清理两牙之间的间隙,避免出现塞牙情况。

(2)注意不要用固定假牙咬过硬的东西,如骨头、坚果等,防止牙冠出现崩瓷及断裂。

(3)注意定期复查及洗牙,出现问题时应及时就医。

10.固定假牙松动或脱落后该怎么办?

固定假牙松动或脱落一般由两个原因造成:一是由于固定假牙内部的黏接剂溶解,失去了固定作用,此时对牙冠进行清理后重新黏接即可;二是由于固定假牙的基牙折断或松动,此时需要及时将固定假牙拆除,对基牙进行系统治疗。

11.什么是烤瓷牙和全瓷牙,两者有什么区别?

烤瓷牙冠由两部分组成,包括内部的金属内冠和外部的瓷层,而全瓷牙的整个牙冠均由高强度瓷材料组成。在安全方面,由于烤瓷牙内部有金属,可能会导致患者出现过敏现象,而全瓷牙的生物安全性较高,患者一般不会出现过敏现象;在美观方面,虽然烤瓷牙外部有瓷层,但仍会透出其内部的金属色,美观性较差,而全瓷牙透明度较高,色泽逼真,可达到以假乱真的效果;在强度方面,由于烤瓷牙有两层结构,在咬合力过大时容易出现崩瓷现象,而全瓷牙一般不会出现此种现象。

12.大夫说我需要打桩做牙冠,这是什么意思呢?

打桩做牙冠是指在经过"杀"神经治疗后的牙齿根管内放入纤维材料的桩或金属材料的桩,然后再包上牙冠。若牙齿龋坏面积较大,杀神经后剩余的牙体组织较少,直接包牙冠固位力太差,牙冠容易脱落,此时可在根管内打桩,插入纤维或金属桩,为牙冠增加固位力,使治疗的效果更为长久。

13.牙齿打桩做牙冠疼不疼? 牙根会断吗?

牙齿打桩做牙冠是不会产生疼痛的,在进行打桩前,牙齿已经完成了"杀"神经治疗,牙髓已被清除干净,因此在打桩过程中患者是感觉不到疼痛的。同时,在治疗中,如果医生操作技术规范,选择材料合理,牙根也不会断。但是,在打桩做冠完成后,假如患者有不良的咬合习惯如咬硬物、咬合力过大等,则在后期可能会出现牙根断裂。

14.固定假牙耐用吗？能用多久呢？

固定假牙的使用时间通常受多种因素影响,并不能一概而论。固定假牙的耐用程度一般与患者口内基牙的条件、医生的治疗设计及日常维护有关。如果镶牙前基牙健康,没有龋坏、炎症及松动,医生的治疗方案合理,患者在后期使用过程中注意口腔卫生,小心保护自己的固定假牙,一般能用 10 年甚至更长时间。相反,如果患者基牙条件较差,又不注意口腔卫生,喜欢吃硬物等,固定假牙可能只用 2～3 年就出现各种各样的问题。

15.能用固定假牙啃骨头吗？

请尽量不要用固定假牙啃骨头,这主要是为了防止固定假牙的瓷层崩断甚至断裂,导致假牙不能佩戴。同时,啃食过硬的食物还会造成牙根损伤,造成固定假牙松动或脱落。因此,请不要用固定假牙啃骨头。

16."杀"神经后为什么要将牙冠包起来？

"杀"神经后牙髓被去除,牙齿就像大树失去了树根一样,会变得十分脆弱,如果啃咬硬物,很容易造成牙齿折断甚至劈裂,最后只能拔牙;而且,大部分进行根管治疗的牙是因为龋坏过深导致缺损过大,此时即使完成了根管治疗,剩余的牙体组织也过少,无法满足正常咀嚼需求,因此医生建议在"杀"神经完成后通过包牙冠的方式将牙齿保护起来。

17.我的牙摔断了,需要做瓷贴面还是包牙冠呢？

需要根据牙齿摔断的程度来选择相应的治疗方法。如果牙齿只是轻微摔断,没有伤到牙根,缺损量不足 1/4,则可以考虑做瓷贴面,这样磨除牙组织量较少,比较美观安全;但如果牙齿缺损较为严重,缺损量大于 1/4 且牙根也受到损伤,则需要先进行"杀"神经治疗,再进行包冠处理。

18.我的牙出现了裂纹,还能不能包牙冠呢？

若您的牙出现了裂纹,需要医生根据裂纹的深浅程度进行判断,确定不同的治疗方法。如果裂纹不是很深,可以通过树脂充填的方式进行修补,但应注意后期不能吃刺激性食物,以免引起疼痛;如果裂纹较深,但没有到达神经,则可以通过包牙冠的方式将牙保护起来,避免裂纹进一步加深;如果裂纹已经到达神经,那应该首先进行"杀"神经治疗,然后再包牙冠。

(曲凤杰　贾婷婷)

可摘局部义齿修复

1.假牙是固定的好还是活动的好?

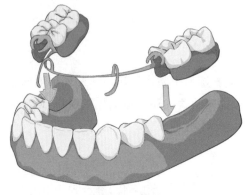

可摘局部义齿

在使用过程中,活动义齿和固定义齿各有优点和用途,这要根据每个人的自身情况和需求而定。如缺牙少,可考虑固定义齿,固定义齿使用方便,咀嚼效率高;若满口牙齿缺失,可考虑活动义齿,价格便宜,易于修复,初戴时可能有不适感,需经常摘戴清洁,但时间久了就会适应。

2.戴活动假牙有什么注意事项吗?

(1)定时清洗:睡前需将活动义齿摘除进行清洗,并浸泡于冷水中,保持义齿的清洁;同时,在饭后需清洗义齿,以免影响口腔黏膜的健康。

(2)每日佩戴:要注意每日佩戴义齿,若出现长时间或数日未佩戴,可能会导致义齿无法佩戴。

(3)注意饮食:佩戴义齿后避免食用过硬或过黏的食物,以免义齿出现损伤或脱落等。活动义齿在刚开始佩戴时可造成唾液增多、发音不清楚等症状,一般无须担心,在经过适应后,症状可缓解甚至消失。但当在佩戴中出现出血、疼痛等不适症状时,要及时就诊。

3.装了假牙就能一劳永逸吗?

不是的。首先,大部分牙龈萎缩实际是由口腔卫生不良导致的牙龈软组织炎症所致。义齿清洁不到位、晚间不摘义齿，均会对义齿下黏膜软组织造成长期炎性刺激，导致牙龈萎缩。其次，很多老人假牙一戴就是十几年，其实假牙也是有寿命的，活动假牙每1~2年需要定期检查，必要时修复或更换。固定假牙正确修复后使用良好可以使用5~10年甚至更多时间。种植牙在口腔卫生良好时可以使用10~20年，甚至终身使用。

活动假牙患者可以自行摘戴，有利于口腔卫生维护，但是由于假牙对牙槽黏膜及牙槽骨的作用，使用时间较短，每2年左右需要重衬或重新制作。假牙的寿命与个人使用有较大关系。

4.假牙也需要"洗牙"吗？

活动假牙也需要每天都摘下来进行仔细的清洁和浸泡。在日常生活中，由于进食会在义齿上滞留一些牙菌斑和食物残渣，尤其是与基牙相连接的地方，更容易滞留食物残渣，若不及时清洁，极有可能会导致牙齿患龋，引起敏感或疼痛等症状。并且，长时间不清理义齿会导致口腔内有严重的口腔异味。

日常生活中，应该在每日餐后将活动义齿摘下来，使用流动的清水冲洗，使用牙刷刷拭，再配合清水浸泡。

5.假牙吃到肚子里竟能自己排出来？

一般情况下，只要假牙没有锐利面，则不会划伤消化道，可以不做处理，假牙可以随着消化道的蠕动，自行排出体外。

但是，有些假牙可能存在锐利面，有划伤消化道的风险，或者假牙体积较大，会阻塞消化道，或者假牙价格昂贵，有回收假牙的需求，则建议去消化内科进行内镜检查，在医生帮助下进行针对性处理或治疗。

6.镶假牙可以只去一次医院吗？

不可以。因修复方式不同，复诊次数也不一样，固定修复一般是2~3次，活动修复和种植修复一般需要4~5次。

7.怎样保护活动假牙？

在进食后或睡觉前，需要将活动假牙摘下进行清洗，注意在清洗过程中不可用力过猛，以免造成活动假牙折断、变形等，并且要避免用材质坚硬的牙刷清洗，以免损伤表面结构。刷完的义齿需要放在冷水中浸泡，应避免放在热水中；

每周用专用的义齿清洁片对活动假牙进行消毒,不可使用酒精等清洗。

8.活动假牙对身体有危害吗?

长期佩戴活动假牙会影响人体的健康,容易导致口腔疾病发生,很容易导致口腔细菌滋生。因此,大家一定要注意好口腔卫生,维持口腔健康,注意活动假牙的清洁和保养工作。

9.镶活动假牙时,口内余牙都要拔除吗?

这个不能一概而论,应在结合临床和 X 线片综合诊疗下判断基牙的留舍,以尽量保留口内余牙为原则。

10.一辈子戴活动义齿会怎么样?

长期佩戴活动义齿有使局部牙龈萎缩的可能,但若患者能够按医嘱佩戴使用,并做好口腔卫生护理,一般不会导致牙龈萎缩,并要定期更换活动义齿。

11.活动义齿需要每天睡觉前都取下来吗?

(1)饭后和睡前应取下义齿,刷洗干净,用清水蘸牙膏刷洗即可。

(2)为减轻缺牙区支持组织负荷,使之有一定休息时间,建议夜间不戴义齿,取下义齿浸泡在冷水中或义齿清洁液中,切忌放在开水或酒精溶液中。

12.活动义齿有哪些适用范围?

(1)各种牙列缺损和牙列缺失。

(2)牙缺失伴有牙槽骨、颌骨或软组织缺损。

(3)需过渡性义齿、间隙保持。

(4)牙周夹板作用。

(5)需恢复垂直距离。

(曲凤杰　杨丽萍)

可摘全口义齿修复

1.什么是全口义齿?

全口义齿是用来修复牙列缺失的一种假牙,通常由大片粉色的树脂基托和金属内衬网以及白色的人工牙构成。当上颌或下颌一颗牙齿都没有时,通常就要做俗称"大托牙"的全口义齿来恢复牙齿外形和咀嚼功能,这是在牙齿掉光之后的无奈选择。但是,通过医生高超的手术操作,患者完全可以重新找回全口好牙的自信,吃嘛嘛香!

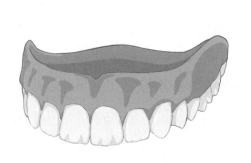

上颌全口义齿

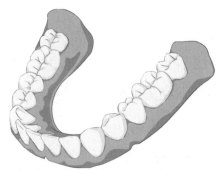

下颌全口义齿

2.戴上全口义齿后吃饭会不香吗?

有很多患者会有这样的顾虑:"戴上全口义齿之后,吃饭会不会不如以前香了?"其实,这多半是在全口义齿佩戴适应期的时候,佩戴焦虑和磨合不适应所带来的错觉。口腔的味觉感受器主要分布在舌头上,全口义齿的材料不会影响舌头的味觉感受,但在磨合期可能会影响舌头的运动灵活度。只要耐心使用,适应期过后吃饭照样香。

3.听说有带吸铁石的假牙,是真的吗?

不少患者会问大夫:"大夫,能不能在全口义齿里边加个吸铁石,让它更结实,掉不下来呀?"您别说,这还真有! 如果您还有健康的个别牙根或者种植体,我们会在里边安上专用的磁极,在全口义齿里边安上衔铁,正负相吸,使全口义齿吸在嘴里,更加牢固!

4.全口义齿对说话有影响吗？

如果您在佩戴全口义齿之后发现自己说话不利索了，请不要着急，因为全口义齿基托面积较大，会暂时造成舌头运动不适以及辅助发音黏膜颤动受限，再加上患者往往嘴里缺牙时间过长，安上假牙还不适应新的口腔发音运动方式。通常经过1～2周的适应期，患者就可以清楚发音了。

5.吸附性义齿和全口义齿是一回事儿吗？

听说现在流行一种叫"吸附性义齿"的假牙，这种假牙与全口义齿是一回事吗？其实，吸附性义齿也属于全口义齿，是近年来由日本学者发明的一种更牢固、咀嚼功能更强的全口义齿，可以说是"全口义齿Plus"。吸附性义齿制作要求非常严格，需要患者密切配合制取模型，通常在治疗当天就可以完成佩戴，即刻实现啃苹果、吃排骨！

6.嘴里还剩两三颗牙齿，需要拔掉做全口义齿吗？

在口腔治疗中，有一个尽量保留健康牙齿的原则，如果嘴里剩余个别健康牙齿，可以用来辅助义齿的固位，让义齿在嘴里佩戴更加牢固，也可以利用个别牙齿来安装磁极太极扣等精密附着体辅助全口义齿固位。但是，如果剩余的牙齿不够健康、强壮，位置不正，则需要拔除，否则会影响义齿的稳定性。因此，在就诊过程中，还需要专业大夫综合考量。

7.听说在全口义齿里加吸盘更牢固，是真的吗？

"大夫大夫，在我的全口义齿里边加个吸盘吧，这样就掉不下来了！"义齿加吸盘是全口义齿制作历史上的一次大胆尝试，但实践证明，这种方法弊大于利，它会大大增加义齿厚度，让口腔活动空间明显缩减，而且吸盘长期吸附的口腔黏膜会发生水肿、溃疡、糜烂等病变，吸盘的寿命也比较短，需要勤更换。吸盘式全口义齿已被淘汰，为了提高义齿佩戴稳定性，可以选择吸附性义齿治疗。

8.可以戴着全口义齿睡觉吗？

不要戴着全口义齿睡觉！首先，人在睡眠中对口腔的自控意识是比较薄弱的，很可能使全口义齿脱位，造成窒息；其次，睡前需要将义齿取下进行仔细清理，也要对口腔进行清洁，睡眠时让口腔黏膜得到休息，以便次日佩戴义齿更加舒适。

9.全口义齿边缘长,能去掉吗?

很多患者在第一次佩戴全口义齿时会觉得边缘伸展太长,嘴里满满当当的,边缘会有压痛,于是会问大夫能不能去掉一部分边缘。全口义齿边缘是有科学合理的位置界限的,能够确保义齿在嘴里吸附稳定、不易脱落。如果感觉有压痛,应咨询大夫检查边缘是否过长,以进行调整;而大部分时候,需要患者适应义齿,以确保义齿稳固。

10.戴上全口义齿后,像是年轻了十多岁,为什么会这么神奇?

全口牙列缺失的患者通常会唇面部凹陷,而且皮肤纹路会更深,显得老态。全口义齿有粉色的牙龈仿生基托,白色的人工树脂牙,可有效还原口腔内红白美学效果,而且可将塌陷的嘴唇和面部肌肉完美支撑起来,达到面部饱满的美学效果。佩戴义齿可以使人微笑更加自信,年轻十多岁不成问题!

11.新旧全口义齿可以混用吗?

千万不要把新义齿和旧义齿混合使用! 在佩戴新的全口义齿后,大夫会告诉患者:"您之前佩戴过的旧义齿就不要再用了,当作纪念就好!"可总会有个别患者觉得放着旧的不用怪浪费的,而将新旧义齿混用。请立即停止这样的行为! 新旧义齿在咬合关系、黏膜密合程度和关节位置确定上都有些许差异,交替佩戴或交叉佩戴对口腔损害极大。

12.刚戴上全口义齿,我怎么不会咬东西了?

大部分佩戴全口义齿的患者都是长期缺牙者,在漫长的无牙过程中,患者会想尽办法对食物进行咀嚼,这就导致嘴里没有一个稳定重复的对殆位置。义齿佩戴初期,错乱的肌肉记忆就会驱使患者咀嚼时到处乱咬,而随着义齿使用,患者的关节和肌肉会恢复到正确的牙尖错殆关系上,形成稳定的咬合。

13.戴上全口义齿后腮上起了大血疱,这是怎么回事?

"大夫,不好了! 我腮上长了大黑疱,是不是得什么不好的病了?"放心! 在全口义齿佩戴初期,咬腮和血疱是患者常有的并发症,通常是因为患者口内长期缺牙,颊部肌肉内突以及人工牙排列需要调整。若遇到这种情况,不要着急,应及时就医，让医生调整义齿，耐心恢复就可以了。当然，如果血疱不是由义齿引起的，也应及时让口腔黏膜科大夫诊疗！

14.全口义齿能用几年？

"大夫，请给我一个承诺，承诺我的全口义齿可以使用一辈子！"患者的意愿可以理解，但临床上实现不了。全口义齿随着使用会产生磨损，而口腔黏膜和牙槽骨也在不停变化，久而久之，两者之间就会产生间隙。全口义齿最佳使用时期为5～8年，如果自觉义齿佩戴不适，请及时让医生检查调整，如果佩戴年限过长，会影响咀嚼和口腔健康，则需更换新义齿。

15.全口义齿有点贵，值得做吗？

"大夫，全口义齿有点贵呀，又没有什么贵重材料，能给便宜点吗？"全口义齿手术是考验口腔医生的超高难度手术，往往是年轻医生难以跨越的门槛，就算有一颗赤诚之心，无奈经验和手法有限，也没法把一口合格的全口义齿交给患者。全口义齿制作过程极其复杂，每个环节必须准确无误，而这些都是经验丰富的医生才能完成的。因此，全口义齿的价格是医生智慧和能力的体现，而不是材料本身的定价。

16.戴上全口义齿需要复诊吗？

佩戴全口义齿是需要复诊的。在义齿佩戴初期，患者可能会因局部压痛或异物感找医生复诊，可及时调整。除此之外，我们建议在佩戴全口义齿的第5～7年进行一次认真的复诊检查，以明确义齿是否需要进行一次大调整，确保口腔和义齿吸附良好。

17.为什么我的全口义齿总是脱落？

大部分全口义齿是依靠唾液的黏着力和大气压力提供的稳定性，若佩戴者患有舍格伦综合征等唾液分泌障碍疾病或义齿边缘封闭性差造成漏气，就会导致义齿总是脱落。若遇到上述情况，则应及时就医治疗和调整。

18.全口义齿和种植全口义齿有什么不同？

传统的全口义齿以及吸附性义齿都是利用唾液黏着力和大气压力来提供义齿稳定性。而种植全口义齿，则是通过口腔内植入多颗种植体，在种植体上靠拧螺丝的方式连接全口义齿。种植全口义齿抗力和稳定性非常好,但造价较高,对剩余骨组织有一定要求。种植全口义齿对医生的水平有很大考验,患者需要根据自己的实际情况进行选择。

19.为什么我戴上全口义齿会感到疼痛?

全口义齿在很多牙槽骨黏膜坚硬凸起位置需要进行缓冲,如果缓冲不到位,就会导致"硬碰硬",患者便觉得疼痛不适,甚至有糜烂溃疡。有时,全口义齿做得过高过长,也会导致面颊部和牙龈持续紧绷疼痛。因此,在制作和佩戴过程中,需要医生仔细认真检查调整,如果感觉不适,请及时就医。

(曲风杰 张扬)

口腔种植修复

1.我有两颗牙掉了,可以做种植牙吗?

一般只要患者的全身健康情况与缺牙区牙槽骨能够满足以下条件,都可以做种植牙:

(1)患者的全身健康状况能够耐受种植手术,所患疾病不会影响牙龈和牙槽骨愈合。

(2)患者口腔内部急慢性炎症必须得到控制,缺牙区骨量充足,或骨量不足但能够通过植骨手术满足种牙要求。

(3)患者能够遵照医嘱在后期有效维护口腔卫生,并且有一定的经济承受能力。

2.与固定假牙和活动假牙相比,种植牙有哪些优点?

目前,世界上共有三种修复缺失牙的方法,分别是活动假牙、固定假牙及种植牙。其中,活动假牙可以自行摘戴,但患者会感觉明显不适,影响说话且易变形损坏;固定假牙不能自行取下,需要磨除两边的牙齿,损害较大,时间长了可能会导致两边牙松动。而种植牙是利用植入牙槽骨中的人工种植体来固定牙冠,修复缺失牙,没有异物感,舒适方便,美观逼真,而且避免了对其他牙齿的损伤,是目前最理想的缺牙修复方式。

3.拔牙后多长时间可以做种植牙?

拔完牙后可以立即种牙,也可以拔完牙后 3~4 个月再进行种牙。

拔完牙后立即种牙就是所谓的即刻种植,能够缩短治疗时间,主要适用于牙根没有炎症且骨量充足的前牙种植;大部分牙拔除后,需要等 3~4 个月再进行种牙,此时拔牙创口已经愈合,牙槽骨已经稳定,炎症也得到控制,进行种植牙的成功率较高。

4.种植牙的成功率是多少?

研究结果表明,种植牙十年成功率在 90% 以上,即超过 90% 的种植牙可以使用十年以上,但种植牙的成功率受多种因素影响,如种植体的质量、医生的手术以及患者身体条件与种植后的维护。一般来说,如果使用优质种植体、口腔医生手术操作与治疗设计科学合理、患者自身骨量充足、无严重系统性疾病,且患者能正确坚持维护口腔卫生及种植体周围的健康,会明显提高种植牙的成功率。

5.做种植牙手术需要去医院多少次? 每次都需要干什么?

一般情况下,做种植牙手术一般需要去医院 5~6 次。具体来说,第一次是对患者的口内缺牙区牙槽骨条件及身体条件进行评估,并制订治疗计划;第二次是将人工牙根也就是种植体通过手术方法植入牙槽骨中;第三次去医院是经过 3~4 个月后,种植牙根与骨头达到了较为稳定的结合状态,医生切开牙龈暴露种植牙根并安装一个金属帽的上部结构;等待 1~2 周后,第四次去取牙模;第五次去医院是戴牙冠,即完成整个种植牙流程。但在这个过程中,医生会根据患者的情况进行评估,灵活增加不同次数的复诊。

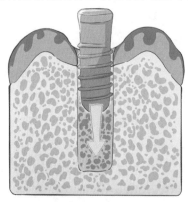

1. 种植体植入

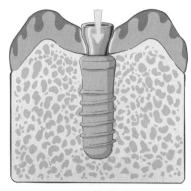

2. 骨结合,
安装愈合基台

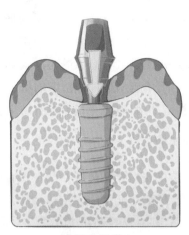
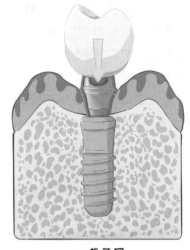

3. 安装修复基台   4. 戴牙冠

6. 做种植牙手术前我需要做哪些准备?

做种植牙手术前,需要做好充分的心理准备,进行完善的口腔检查及必要的全身性疾病检查。具体来说,手术前患者应首先与医生进行沟通,了解种植牙的价格、手术过程、手术时间及术后注意事项等,做好心理准备。然后,进行完善的口腔内检查,由医生确定缺失牙的位置及数量,牙槽骨条件及剩余牙的状况,并确定治疗计划。此外,种植牙手术前还须进行必要的全身检查,一般包括血常规、血糖、糖化血红蛋白、凝血四项、传染病(乙肝、丙肝、艾滋病、梅毒)等血液检查,血压测量等,以明确患者是否适合种植牙手术,降低种植的风险,增加种植牙的成功率。

7. 我种了三颗牙,平时有什么需要注意的吗?

在完成种牙之后,您应该注意在日常使用牙齿时特别保护种植牙,做好口腔清洁,尤其注意维护种植牙周围的清洁,可以选用龈沟刷、牙线、冲牙器来清洁种植牙的每个部位,同时不能吃过硬、过韧的食物,遵守医嘱定期进行复诊。如果种植牙出现疼痛、松动及出血等现象,一定及时就医处理。

8. 我种了牙之后能够做 MRI 或者 CT 检查吗,会对结果产生影响吗?

种植牙是否影响 MRI 和 CT 检查,一般与上部牙冠的材料选择密切相关。种植牙是由骨内的人工牙根、上部的人工牙冠和连接牙根与牙冠的基台组成。

人工牙根主要是钛或钛合金材料,这种材料在磁场环境下不会产生金属伪影,因此不影响做核磁和 CT。基台主要是钛或者全瓷材料,这两种材料同样不会影响做核磁和 CT。而上部的牙冠因可选择材料较多,所以可能会出现影响做核磁和 CT 的情况:若是全瓷牙冠,则不会影响做核磁和 CT;若是金属烤瓷牙冠或者全金属冠,通常金属部分是钴铬、镍铬等合金,他们是会影响做核磁和 CT 的。在这种情况下,在检查前往往需要拆下牙冠,以避免影响检查结果。

9.我今年 70 岁了,还可以做种植牙手术吗?

年龄并不是种植牙的限制条件,老年人在口腔内牙槽骨条件和身体状况允许的前提下是可以种牙的。虽然老年人多伴有高血压、高血糖、心血管系统等疾病,但只要这些病症通过治疗得到良好控制,如血压控制在 140/90 毫米汞柱以下,空腹血糖控制在 8 毫摩尔/升以下,并且手术前的常规体检合格和牙槽骨条件良好,仍可进行种植牙手术。虽然种植牙手术创伤较小,但老年患者愈合能力可能会稍降低,因此术后应保证休息,注意服用抗生素和补充富含钙质的食物,可以适当延长愈合时间。

10.我的种植牙能够使用多久,能保证一辈子不坏吗?

种植牙的使用时间受多种因素影响,并没有十分确切的答案,但根据现有报道,种植牙最长使用时间已超过 50 年。种植牙使用时间的长短一般与种植体品牌、医生的治疗水平及后期的维护有关。如果使用目前主流品牌的种植体,医生的手术操作正确合理,且种植牙被精心维护,不咬硬物,定期复查,种植牙甚至可以终生使用。相反,如果佩戴者不能坚持维护种植牙的良好习惯、种植牙的修复设计不良、手术操作出现问题、种植体出现炎症等,都有可能造成种植牙松动、损坏,甚至脱落等。

11.能用电动牙刷刷种植牙吗?

在保证使用方法正确的前提下,种植牙是可以用电动牙刷刷的。目前,市面上的电动牙刷主要分为旋转振动式与声波振动式两种,只要是正规厂家生产的电动牙刷,还没有证据显示其产生的局部振动会影响种植牙的稳定性或加速种植牙牙冠表面磨损;但如果使用方法不对,不仅会对种植牙造成伤害,天然牙也会受到伤害。患者如果能够掌握正确的手动刷牙方法,保证足够的刷牙频率和时间,选择合适的软毛小头的手动牙刷,也完全可以达到口腔清洁的效果。

12.种植牙能洗牙吗?

种植牙是能够洗牙的,并且建议定期洗牙。种植牙和天然牙一样,在长时间使用后表面会产生牙结石,如果不及时清理,会导致种植体周围发炎,造成种植牙失败。洗牙是通过超声波洁牙机将牙齿周围的牙石等震荡清除,不会损伤种植牙,但如果操作不当,可能会影响种植体表面的特殊结构,因此建议患者去正规医疗机构洗牙,并在洗牙之前告知医生自己的哪颗牙是种植牙。

13.种植牙为什么这么贵?

种植牙的价格主要涉及两个部分,分别为种植体和上方的人工牙冠。其中,种植体的价格与其品牌、加工工艺、所在地区经济水平等密切有关。例如,目前种植体品牌有中国、韩国、欧美国家等来源,同一品牌下不同的产品设计及种植体处理技术也有不同,因此价格差别较大,低至五六千元,高至两万元。而上方的人工牙冠,也因材料不同、加工手段不同,价格相差较大,如全瓷冠往往比烤瓷冠价格高两三千元。而且,根据不同地区的经济水平,种植牙的费用也会有一定的区别,一、二线城市往往比三、四线城市价格更高。若患者缺牙区骨量不足,无法保证种植体正常植入,还需进行植骨或上颌窦提升术,本手术单独收费,3000~6000元不等。因此,患者可以根据自己的经济能力以及适应证来选择合适的种植牙。

14.我有糖尿病和高血压,可以种牙吗?

糖尿病和高血压患者能否种牙,需要根据病情的具体情况来决定。高血压患者进行种植牙手术时,血压应该控制在140/90毫米汞柱以下,同时要放松心态,避免因紧张造成血压偏高,导致手术中过度出血、晕厥及其他危险病症的出现。而糖尿病患者在服用降糖药物及接受系统治疗后,空腹血糖应维持在8.88毫摩尔/升以下,才能够种牙,因为如果血糖过高,会导致凝血功能下降,术后发生伤口感染和愈合不良的可能性要高于正常人。

15.种植牙是什么材料的?

种植牙由埋入骨内的种植体、上部的牙冠和连接种植体与牙冠的基台三部分组成,每个部分的材料都不同。

目前,各个品牌的种植体材料基本上都是纯钛或者钛合金,而上部牙冠的材料有多种,如金属牙冠、金属烤瓷牙冠、全瓷牙冠等。其中,金属牙冠可能有金属离子渗出的概率,并且影响美观;全瓷牙冠美观性及透光性能优越,经过个性化制作后,无论形态还是色泽都可与患者的口腔状况相适应,修复效果更为理想。

此外,连接种植体与牙冠的基台主要是纯钛材料或者全瓷材料。

16.种植牙手术疼吗?种完牙脸会不会肿?

种植牙手术完成后是否会产生疼痛或肿胀是因人而异的,一般程度较轻。

在种植牙手术过程中,医生通过注射麻醉药物对手术部位进行局部麻醉,术中可以完全控制甚至避免疼痛。但由于手术会对种牙区域的牙槽骨和牙龈造成损伤,当种植牙完成后,随着麻药逐渐失效,可能会导致术后出现局部不适或疼痛,通常可以忍耐,如疼痛严重,可适当吃止疼药。常规单纯植入种植体一般不会导致面部肿胀,或者只有轻微的牙龈肿胀,但若同时进行了植骨等附加手术,由于创伤较大,可能会引发面部水肿。为避免局部感染和肿胀疼痛加重,需要在术后尽早用冰袋冷敷,严格遵照医嘱服用消炎止痛药,以减轻术后痛苦。

17.我的种植牙松动了,该怎么办?

首先要判断是牙冠松动还是种植体松动,根据具体情况进行相应处理。

如果为牙冠松动,其中一个原因是黏接剂松脱,失去了固定作用,此时重新把牙冠进行清理然后重新黏接即可;另一个原因是种植体与牙冠下基台连接的固定螺丝松动或折断,可以重新拧紧螺丝或更换螺丝。

如果种植体本身松动但松动不明显,可通过手术或者激光治疗去除种植体周围的炎性组织,同时在种植体暴露的区域植入人工骨粉,然后严密缝合。如果种植体已有明显松动,则需要将种植体取出,愈合一段时间后再进行重新种植。

18.拔完牙后能不能立刻种牙?

拔完牙后能否立刻种牙需要视情况而定,一般需要满足以下条件:

(1)前牙或单根牙因外伤导致牙齿折断、慢性根尖炎症等,不能保留必须拔出的牙齿。

(2)拔除的患牙及其相邻牙齿的牙周和根尖周组织没有处于急性炎症期。

（3）拔牙后牙槽窝形态完整，骨量充足，骨壁没有被破坏。

（4）须存在无明显炎症、无撕裂、充足的牙龈软组织。如果患者拔牙后不能满足以上即刻种植的条件，可以愈合 3～6 个月，等待炎症消失或牙槽窝恢复骨量后再进行普通种植。

（曲凤杰　贾婷婷）

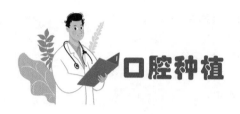

口腔种植

1.什么是种植牙?

种植牙是在骨愈合理论指导下,恢复缺失牙结构、功能和美观的一种修复方式,它的结构类似桥梁,具有桥桩、桥墩和桥梁三部分结构。在上下颌骨牙槽突缺牙区植入的人工牙根相当于桥桩,人工牙根上部连接的修复基台相当于桥墩,我们能看到和使用的牙冠部分相当于桥梁结构。

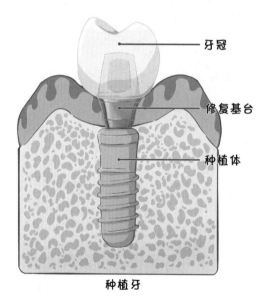

牙冠

修复基台

种植体

种植牙

2.种植牙长好需要多长时间?

种植牙的治疗周期与植入人工牙根与颌骨的愈合时间相关。患者正常状态下,在上下颌骨骨量充足时,上颌骨种植体愈合时间为 4 个月,下颌骨愈合时间为 3 个月。

3.种牙后需要打吊针吗？

为了保证种植牙的成功率，需要保证治疗流程的标准化。而手术后静脉用药是标准化治疗流程的一部分，因此种牙后需要打吊针。

4.种牙后需要用什么药？

种牙是在有菌口腔环境里，往人体骨骼里植入人工材料。根据临床抗生素应用规范，这一医疗过程需要使用抗生素。种牙会导致机体创伤性炎症。因此，术后需要用甾体类或非甾体类抗炎药控制炎症。

5.种牙后多久能拆线？

牙龈切口一般 10～14 天拆线，黏膜切口一般 7 天拆线。可吸收线一般 3～4 周可自行吸收，不可吸收线大部分 3～4 周可自行脱落。

6.种牙后需要忌口吗？

种牙后不需要忌口。手术后 3～5 天，不要进食太热的食物，应吃温凉的流质或半流质食物。即刻种植和即刻修复患者的具体饮食情况需咨询接诊医生。

7.骨头不好能种牙吗？

若局部骨量不够好，仍可以种牙，不过需要进行局部植骨手术，这样会使治疗流程相对复杂，治疗时间延长，具体情况需要咨询有经验的口腔种植专科医生。

8.什么是植骨？

可以把种牙比喻成种树。有足够的优质土壤，树才能成长，若没有土，则需要先培好土才能种树。同样，种牙的前提是有足量的优质骨骼，当骨量不够时，需要用自体骨或外源性的骨替代材料恢复缺牙区骨质和骨量之后才可以种牙，这个过程就是植骨。

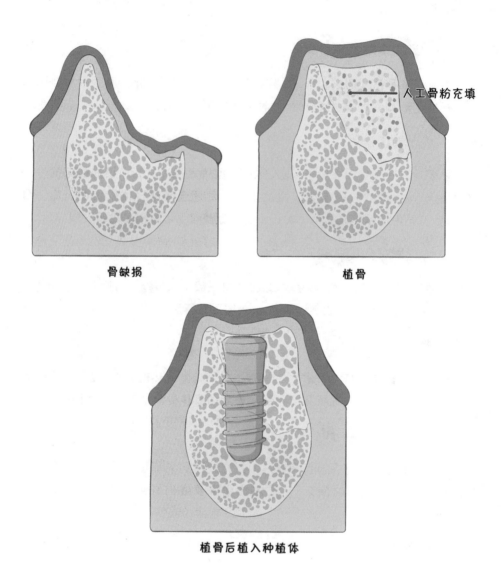

骨缺损　　　　　　　　　　　植骨

人工骨粉充填

植骨后植入种植体

9.植骨必须要用自己的骨头吗?

植骨不一定非要用自己的骨头,现在有很多类型的骨替代材料可以选择。但是,有些病例需要取自己的骨头才能达到良好的成骨效果。

10.一般取哪些部位的骨头?

一般就近取自体骨。常用取骨部位有上颌前鼻嵴、上颌结节、下颌颏部、下颌外斜线。如果缺损区域比较大,可以双侧髂骨取骨,或者游离腓骨肌皮瓣。

11.取自己的骨头会有不好的影响吗?

一般上下颌骨区域的取骨不会影响面容和功能,也不会有明显的疼痛。不过,颏部取骨后可能会有较长时间的颏部皮肤麻木不适感,一般一年后恢复正常。

12.植骨后种植牙的效果可靠吗?

植骨手术是非常成熟的医学技术之一,植骨后种植牙可以长期安全、可靠地行使功能,建议咨询有经验的口腔种植专科医生。

13.种植牙能用多久?

种植牙有三个寿命。第一个是理论寿命,理论上来说种植牙可以永久使用。第二个是目前有记录的使用寿命,1965 年,患者 Gosta Larssor 被实施了世界第一例种植牙手术,直到 2007 年患者去世,这颗种植牙为其服务了 42 年,仍然完好无损。瑞典人 Sven Johansson 于 1967 年口内植入了 11 颗种植体,这些种植体使用超过 50 年。第三个是实际寿命,在发达国家,种植牙 5 年存留率在 95％以上,10 年存留率在 90％左右,种植牙寿命在 15 年以上的在 80％以上,种植牙寿命在 30 年以上的在 60％以上,这些数字反映了种植牙寿命的平均水平。

14.种植牙怎么能使用得更久?

决定种植牙使用寿命的因素有以下几点:第一,设计方案;第二,施工队资质和水平(口腔种植医生团队);第三,建筑材料的优劣(种植体的质量);第四,后期及时、正确和有效的维护和维修。因此,找一个好的口腔种植医生团队,并与之保持长期良好的互信关系是种植牙长久使用的关键。

15.种植牙需要维护吗?

种植牙需要定期维护。因为,若牙齿的使用次数太频繁,且咀嚼力量非常大,长期交变应力下,种植牙各修复配件可能会出现机械故障,甚至导致种植体周围骨吸收。

16.种植牙会得牙周病吗?

种植牙与骨的结合方式与牙不同,因此不会得牙周病。但是,如果使用不当,会出现种植体周围骨和软组织炎症,称为种植体周围病。

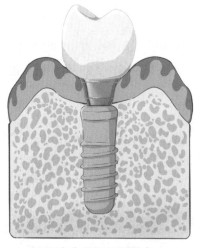

种植体周围组织健康

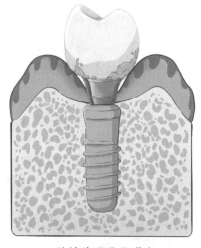

种植体周围黏膜炎

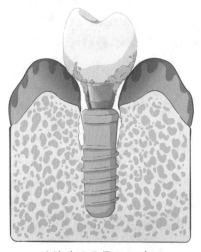

种植体周围骨组织破坏

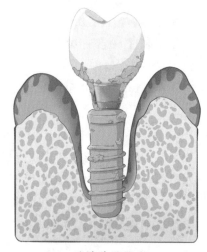

种植体周围炎

17.种植牙塞牙怎么办?

种植牙恢复的是牙列的基本功能,如咀嚼、美观和言语。塞牙也叫食物嵌塞,是由牙列排列不齐或牙齿周围骨吸收导致的,是一种增龄性变化。因此,大部分的种植牙塞牙是不能避免的,患者需要学会用牙线、水牙线和间隙刷等不同工具和方法清理嵌塞的食物。

18.心脑血管疾病患者能种牙吗?

在心脑血管病稳定的前提下,可以种牙。而且,现在部分医疗机构有临床医生心电监护下的口腔科诊疗项目,可以在保证安全的前提下种牙。

19.骨质疏松患者能种牙吗?

骨质疏松患者可以种牙,不过,种植牙的愈合时间和后期修复时间会相对延长,以保证人工牙根成功形成骨愈合。

20.未成年人能种牙吗?

由于人工牙根植入区域的颌骨牙槽突不能继续生长,因此,未成年患者缺牙区的种植需要具体问题具体分析。

21.能用 4 个或 6 个人工牙根恢复全口牙吗?

可以。不过不推荐以 4 个或 6 个牙根,通过螺栓固定方式来恢复上颌或者下颌全口牙列的方式用于 70 岁以下人群,因为这样设计支撑力不够,无法保证长期稳定。可以通过 4 个或 6 个牙根,以覆盖活动义齿的方式修复上颌或下颌的全部牙齿。

22.种植牙有风险吗?

种植牙涉及的范围不仅仅限于牙齿,严格意义上来讲,涉及颌骨、面骨、面颈部各间隙、血管和神经等复杂解剖结构,属于外科手术,因此,种植牙是有风险的。建议寻找有经验的口腔种植专科医生就诊。

23.怎样选择种植牙人工牙根的品牌?

尽量选择历史悠久的品牌。因为目前不同种植体系统配件之间无法通用,所以随着一些种植体品牌退出市场,很多患者由于找不到合适的配件,将来的维护和维修无法得到保证。

24.种植牙的价格为什么差别这么大?

种植牙要长期安全可靠地行使功能,需要满足设计方案、医疗团队、种植修复的材料、后期维护和维修四个因素。因此,价格是这四个因素的综合体现。

不同级别的、专业的口腔种植团队和业余兼职口腔种植团队的设计方案不同，治疗细节有差异，选择材料有优劣，后期维护和维修水平有高低，使用时间有长短，因此价格会有明显的差别。

25.什么是即刻种植？

即刻种植就是在把牙根拔掉的同时，把人工牙根植入新鲜的拔牙创，不需要拔牙创愈合后再次手术的植牙方式。

26.所有牙都可以即刻种植吗？

即刻种植作为一项技术，有其适用范围，也有其局限性。一般，下前牙区如果骨头条件允许可尽量即刻种植，因为此区域骨头很薄，拔牙后很快吸收，造成植入困难。其他区域缺牙区是否能即刻种植则需要根据条件来综合判断，建议咨询口腔种植专科医生。

27.种植牙可以种上之后立即使用吗？

根据治疗方案，部分符合要求的患者可以种牙后立即使用，专业名叫"即刻修复"。但是，什么情况下可以"即刻修复"，需要专业的口腔种植医生严格评估后决定。

28.传统模型和数字化模型哪个更好？

传统模型的制取需要托盘和印膜材料，会有比较明显的异物感，可以一次性制取成功；数字化模型通过光学扫描仪获得相关资料，异物感较轻，但是受口内解剖结构影响，需要反复多次扫描操作，部分信息可能会有缺失。目前两种方法各有优缺点，应根据患者情况选择合适方法。

29.种植修复的牙会用坏吗？

种植修复的上部牙冠可能会出现破裂、松动、磨损，或者折断等情况，需根据情况进行维护和维修。

30.种植牙修复后"咬腮"怎么办？

"咬腮"一部分是由于牙冠形态不理想造成的，需要调整牙冠形态，增加覆盖距离；另外一部分是由于长期牙齿缺失，局部软组织形态发生变化，种植修复后早期发生咬颊黏膜的情况,一般经过一段时间适应改建,症状会逐渐消失。

31.种植修复后为什么对殆牙会有疼痛不适?

牙齿长期缺失后,对殆存留牙长期没有力量刺激,会导致牙周支持组织潜力降低,因此,种植修复后对殆牙早期受力会出现疼痛不敢用力的情况。因此,在早期应进食比较软的食物,经过锻炼后可以慢慢进食正常甚至比较硬的食物。

32.种植修复后吃饭咬不烂怎么办?

可以通过咬合调整和更换上部修复结构来改善咬合关系,增加咀嚼效率。

33.种植覆盖义齿修复后,可以一直佩戴假牙吗?

种植覆盖义齿属于活动义齿,有一定范围的基托,需要饭后清洁;而且,部分老年患者由于唾液分泌减少,如果长期佩戴假牙会导致口腔黏膜炎症。因此,不建议一直佩戴,最好晚上睡觉时取下。

34.种植牙冠松动怎么办?

种植牙的结构一般由三部分组成,它们之间通过螺栓、精密附着体或者黏接材料相互连接。在长期咀嚼力的作用下,各构件之间的连接会发生松动甚至脱落。因此,一旦感觉到牙冠有松动,请立即找主诊医生及时处理,以避免继发构件变形、折断等严重机械并发症。

35.固定的种植牙咬东西疼怎么办?

固定修复的种植牙,其咀嚼力都由种植体承担,正常骨愈合状态下的种植体不会有疼痛的感觉;如果咬东西感到疼痛,在排除构件松动的前提下,要考虑种植体骨愈合界面是否已经被破坏吸收,需要找主诊医生及时处理。

36.活动修复的种植牙咬东西疼怎么办?

活动修复种植牙的咀嚼力由种植体和缺牙区牙槽嵴、黏膜共同承担。咀嚼时,如果缺牙区黏膜咬合疼痛,可以通过调整义齿基托组织面解决;如果是种植体咬合疼痛,则考虑种植体骨结合界面破坏。

37.上前牙种植后美观度不理想怎么办?

前牙美学区的种植是高难度病例。一旦修复后美观效果不理想,再试图通过后续治疗去改善补救很难取得满意效果。因此,前牙美学区种植要达到满意的美观效果,重点在于治疗之前的设计方案。好的设计方案来自专业的口腔种植医疗团队。

38.穿颧种植体可靠吗?

穿颧种植是一种特殊的种植技术,把种植体植入面部颧骨。这一技术有其适用范围,不作为常规技术推广。请咨询专业口腔种植医生。

39.种植牙失败怎么办?

种植牙的失败分为不同类型和不同阶段的失败,如果种植体周围的骨量充足,失败后可以去除种植体,3个月后骨创恢复正常后可再次种植。但是,有些失败可能会导致局部骨量严重缺失,无法再次种植修复,只能采取其他修复方式或者放弃修复。

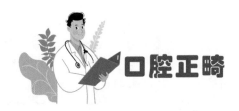

口腔正畸

1.牙齿不整齐会给我们造成什么影响?

牙齿不齐的危害主要表现在以下几个方面:

(1)牙齿排列不齐最先影响的就是美观度,如"地包天""龅牙""露龈笑"等,这都会影响口腔颌面部的美观,使颜值下降。

(2)牙齿排列不齐会造成咬合关系紊乱,严重时可能会出现颞下颌关节功能紊乱,也会影响咀嚼功能,导致消化不良,加重胃肠负担。

(3)牙齿不整齐会导致牙齿不容易清洁,牙齿上面附有牙菌斑、牙结石,导致细菌繁殖,释放有害物质腐蚀牙齿,导致牙齿龋坏。同时,这些有害物质会刺激牙龈,引起牙槽骨破坏,加重牙周病发展,引起牙齿松动,甚至脱落。

2.如何预防牙齿畸形?

(1)注意科学喂养:在婴幼儿时期,要注意采取合理的喂养方式,喂养的姿势也非常重要,如果能母乳喂养,则尽量母乳喂养。采用人工喂养时尽量选择近似乳头的奶嘴,奶嘴的开孔也不要太大。喂养时奶瓶方向应与口唇垂直。

(2)注意口腔卫生:早晚各刷一次牙,维护乳牙健康。很多孩子在幼儿时期容易出现龋齿,这种情况不要坐视不管,不要觉得以后会更换牙齿,就不给孩子处理,应该早期进行治疗,但也不要轻易将乳牙拔掉,因为乳牙排列完整,对后续恒牙的正常萌出,建立咬合关系都是十分重要的。遇到乳牙过早脱落时,可使用间隙保持器,留给恒牙足够的萌出空间。

(3)纠正不良习惯:很多孩子平时有张口呼吸、咬下嘴唇、吐舌头或用一侧进行咀嚼的习惯,这都是非常不好的,可能会造成牙齿畸形。因此,家长应该观察孩子情况,如有这些不良习惯,应该及时进行纠正,必要时可以使用一些不良习惯破除器,帮助孩子尽快改正。

（4）加强咀嚼功能训练：不宜让儿童吃得太精细，应该适当吃一些稍微硬而且容易消化的食物，让咀嚼肌得到锻炼，促进颌骨生长发育。

3.什么是矫牙？

牙齿矫正又称"口腔正畸"，主要是通过各种矫正装置来调整颜面骨、牙齿、颌面神经肌肉三者之间的平衡和协调，调整上下颌骨之间、上下牙齿之间以及牙齿与颌骨之间和联系它们的神经肌肉之间的不正常的关系，其最终矫治目标是达到口颌系统的平衡、稳定和美观。错𬌗畸形的矫治主要依靠在口腔内部或外部戴矫治器，对牙齿、牙槽骨及颌骨施加适当的"生物力"，使其产生生理性移动，从而矫治错𬌗畸形。

4.哪些情况需要矫牙？

以下情况需要矫牙：

（1）牙齿拥挤：表现为牙齿里出外进，不美观，不易清洁，易患龋齿，易形成牙结石，导致牙周疾病。

（2）前牙反𬌗：又称"地包天"，表现为下前牙咬在上前牙的外面。有些人仅仅牙齿反𬌗；有些人不仅牙齿反𬌗，面部骨骼也畸形，称为骨性反𬌗，表现为上颌骨发育不足（后缩），下颌骨发育过度（前突），造成面中部凹陷，侧貌为新月形，影响美观和功能。

（3）牙间隙：表现为牙齿间的缝隙过多。

（4）深覆盖：又称"龅牙"，有的仅仅表现为上前牙前突或下前牙里倒，有的则是骨骼畸形。有人上前牙和上牙床过分向前突出，而下巴颏却缩在上嘴唇的后面，或者根本就没有下巴颏的形态。

（5）双颌前突：表现为上下前牙前突，造成唇部前突，嘴唇用力才能闭上，开唇露齿。

（6）后牙反𬌗、锁合：影响咀嚼功能，长期可能导致上下颌骨偏歪畸形。

（7）深覆𬌗（前牙咬合过深）：表现为咬合时看不见下前牙；有些人同时伴骨骼畸形，表现为下面部短。这种畸形易咬伤上牙龈，还易导致前牙的牙周炎疾病及面部关节疾病。

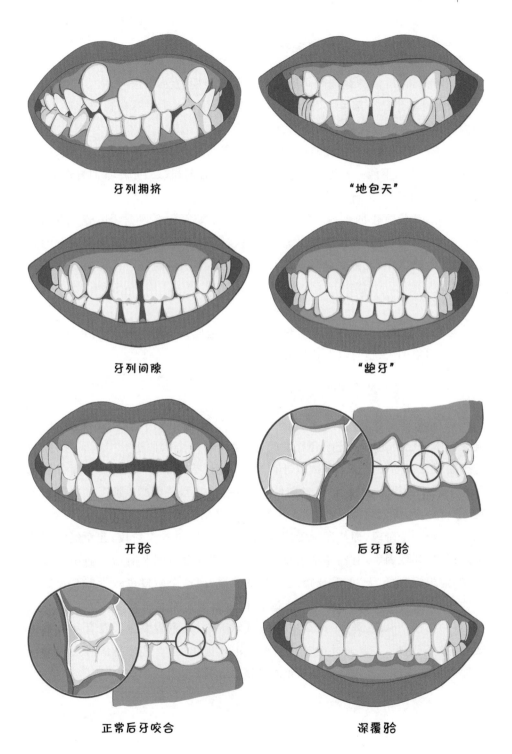

牙列拥挤 　　　　　　　　　　　　"地包天"

牙列间隙 　　　　　　　　　　　　"龅牙"

开𬌗 　　　　　　　　　　　　　　后牙反𬌗

正常后牙咬合 　　　　　　　　　　深覆𬌗

5.什么时候是矫牙的适宜时间?

一般而言,矫治的最佳时间通常是恒牙列早期,女孩 11～13 岁、男孩 12～15 岁,此时乳牙已全部换完,恒牙已全部萌出,牙齿畸形的诊断比较明确,在此期内矫正,恢复速度快且矫正效果稳定。

对于一些早期骨性错殆畸形,需要在替牙期进行干预(延续至恒牙期,进行 2 期正畸治疗),不能一味等待换牙,以免错过最佳时机。对于严重的骨性畸形,可以待患者成年后进行正畸正颌外科手术治疗。

因此,牙齿矫正的最佳时间不是绝对的,正畸医生会根据牙齿畸形者的不同类型和个体的生长发育情况决定。然而,对于不少因牙齿引起面部畸形的患者来说,及时治疗,无论在身心方面,均可收到事半功倍的效果。

6.牙齿矫正有年龄限制吗?

牙齿矫正理论上是没有年龄限制的,不管是成人还是小孩,都可以矫正,即使是 50 多岁的人,也可以做牙齿矫正。

7."地包天"的最佳治疗时间是什么时候?

(1)第一个阶段:一般是 3～5 岁,这个阶段儿童口内的乳牙已经建殆,所有乳牙基本上已经萌出。若配合程度较好,建议在这个阶段进行早期干预,因为这个阶段牙齿的"地包天"多数以牙齿角度、牙性或功能性问题为主,而骨性问题相对较少。因此,通过早期的阻断,避免错殆畸形向更严重情况发展非常关键,非常必要,矫治时间一般为 3～6 个月,效果比较理想。

(2)第二个阶段:即替牙阶段,一般是 8～11 岁,在这个阶段,儿童经常有功能性因素、牙性因素,有些儿童因早期"地包天"没有得到及时治疗而出现骨性因素,需根据"地包天"类型选择适宜的矫治器,而这个阶段也是骨骼改建的最佳时机,若有骨性反殆,一定不要错过这个阶段。

(3)第三个阶段:即 11～12 岁后的恒牙阶段,儿童骨骼生长发育和骨骼的改建相对较困难,主要通过正畸治疗来矫正牙齿角度,有些严重的骨性畸形可能要等待到成年才能进行正畸和正颌的联合治疗。

8.牙齿矫正安全吗?

虽然牙齿矫正在技术上已经不断完善和成熟,矫正的风险已经降低,但也并不是没有风险,那么,如何规避风险呢?这就需要患者在医院和医生的选择上下功夫了,专业正规的口腔机构是必备前提,临床经验丰富的医生是必要条件,矫正医生的技术和经验能在很大程度上影响矫正的效果,牙齿矫正看似简单,实则操作过程复杂。进行医疗项目一定要选择专业正规的口腔机构,才有安全保障。

9.牙齿矫正的具体流程是什么?

(1)初诊检查,咨询治疗概况:医生会初步向您讲述您的问题所在以及严重程度,可能的矫治方法和大致的疗程、费用,安排第一次检查时间。

(2)常规检查:一般情况下,步骤一和步骤二在同一天进行。本次就诊时间为1~2个小时,包括:①初步口腔检查。②咬牙模存档。③拍X线片,一般包括曲面断层片、头颅侧位片、关节片,有条件者可以拍摄口腔锥形束CT(CBCT)片,CBCT片可以比较全面地显示口颌系统情况。④拍摄面像、口内咬合像等。⑤预约下次看方案时间。

(3)确定治疗方案,谈治疗方案:本次就诊时间约30分钟,包括:①医生将分析测量您的牙模、X线片等资料,根据最佳治疗效果角度设计出一个或多个适合您本人的治疗方案。您可以依据自己的条件和要求,与医生确定一个最终的治疗方案。②治疗方案确定后,患者或其监护人签字同意。③确定治疗费用以及所选矫治器种类、费用。④预约下次就诊时间。

(4)戴矫治器:本次就诊时间1~2小时,包括:①医生根据患者情况,一次或分多次将矫治器安装在患者牙齿上。②医生将告知患者矫治器的使用方法和注意事项,进行口腔卫生宣教。③预约下次就诊时间。

(5)定期复诊:按照预约时间定期(一般4~6周一次)到医生处复诊,时间约0.5小时,包括:①医生检查口腔矫治器情况以及治疗进展,依据病情进行下一步治疗。②告知患者需要配合做的工作。③预约下次复诊时间。

(6)拆除矫治器:本次就诊需要1~2小时。

治疗结束,拆除矫治器,戴保持器。

经过漫长的治疗过程,若达到预期治疗效果,即可拆除矫治器,大部分患者开始戴保持器。

(7)保持器复查:每3~4个月复查一次。

10.矫牙之前需要做哪些准备工作?

(1)要到正规医院,找有经验大夫就诊,这样可以提高矫正的效果,避免各种并发症。

(2)矫正前要到相应医院进行拍片检查,确定是哪种类型的错殆畸形,用什么样的方法,价格是多少,矫正时间大概有多长。

(3)矫正前要到口腔科进行检查,如果牙齿出现了龋坏,有牙髓炎、根尖周炎,则要及早进行处理,如果有牙龈炎、牙周炎,也要进行处理。

(4)牙齿矫正前最好进行全口牙超声龈上洁治,避免在矫正过程中由于口腔卫生比较差,出现牙龈炎、牙周炎情况。

11.矫治过程中都有哪些注意事项?

(1)固定矫治器的托槽和带环:采用黏接剂黏附在牙齿上,任何较硬的食物(如苹果、鸡翅、螃蟹等)均可能使托槽脱落而影响治疗。因此,在矫治的过程中不能吃较硬的食物,大块食物宜切成小块后再吃,以防损坏矫治器。若发现托槽或带环松脱、弓丝折等情况,应及时与医生联系,确定是否需来医院复诊。

(2)初戴矫正器及每次复诊加力后,牙齿可能出现轻度不适、酸胀或疼痛,一般持续2～3天后即可减轻或消失。若3～5天后疼痛不减且反而加重,或出现其他情况,则需及时与医生联系,就诊检查。

(3)戴固定矫治器后食物残渣易于附着,患者维持口腔卫生的难度增大,因此应特别注意口腔卫生,早晚及进食后必须刷牙,要将牙齿的软垢及留存的食物残渣仔细刷干净,否则易造成牙齿脱钙、龋齿、牙周炎,影响口腔健康,妨碍矫正治疗的进行。对于不能很好保持口腔卫生的患者,为了不影响口腔健康,将终止治疗。

(4)矫正过程中,必须按照医嘱定期复诊,一般戴上固定矫治器后每4～6周复诊一次,若不按时复诊或长期不就诊,被矫治牙将失去控制,会出现牙齿移位异常或治疗无进展等情况。

12.矫治器有哪几种?

临床上常见的正畸矫治器可以分为以下几种类型:

(1)固定矫治器:主要是粘贴在牙齿表面发挥矫治作用,根据材料不同、矫治方法不同,分为常用的普通金属托槽、陶瓷托槽等;有些人在颊侧,也就是牙齿外面矫正,有些人在舌侧进行矫治。固定矫治器是目前在牙齿矫正领域应用较多的矫治器类型。

(2)活动矫治器:活动矫治器是指附于牙齿或黏膜上,患者和医生都可以随意摘下或戴上的矫正装置,因而又称"可摘矫正器"。它由基托、固位体、各种弹簧组成。活动矫治器应用于乳牙、替牙期及恒牙早期,可破除吮指、吐舌、口呼吸等不良习惯,促进肌肉功能改建,也可以矫正一些骨性的错𬌗畸形。

(3)隐形矫治器:近几年,出现了一种"无托槽隐形矫治"技术,是现代计算机辅助三维诊断、快速成形技术和新材料完美结合的产物。通过计算机模拟矫治过程,并用弹性透明高分子材料为牙齿移动的每一个阶段制作一副可以自由摘戴的矫治器,患者按顺序戴用这一系列矫治器,从而达到矫治牙齿的目的。

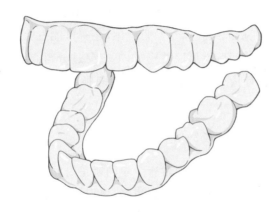

隐形矫正

13.我们该如何选择以上三种矫正方式呢?

矫治器是一种工具,是医生为达到矫治目标而使用的一种载体。矫治效果更重要的是依赖医生的专业素养,各类矫治器最大的差别其实是舒适度、美观度、清洁度、价格、适宜人群以及医生对于这款矫治器的掌握程度,建议患者根据医生推荐以及自身需求选择。

14.隐形矫牙好还是传统矫牙好?

隐形矫治器外表比较美观,可以自主摘戴,比较方便,在日常生活如刷牙时可以取下,有利于治疗过程中保持口腔清洁和牙龈健康。同时,在牙齿矫正的过程中,引起的不适感和疼痛感相对轻微。但隐形矫治器费用相对较高,且部分牙齿畸形较严重的患者不适用。传统正畸可以达到较好的治疗效果,且价格比较低廉,绝大多数人都可以接受,但有损美观。具体选择哪种矫治器要根据个人情况来决定。

15.矫牙是否需要拔牙?

进行牙齿矫正是否需要拔牙要根据患者的牙齿、骨骼及面型综合分析确定,不能笼统地说牙齿矫正一定要拔牙或一定不需要拔牙。选择正规口腔医疗机构进行牙齿矫正,可确保牙齿矫正效果。

16.矫牙过程是否会有不适感?

牙齿正畸治疗过程中,由于矫治器占据了口腔空间,所以会有一定的异物感和不适感。如果托槽或结扎丝与黏膜摩擦,还有可能发生溃疡。对于这种情况,通常在佩戴一段时间后就可以适应了,不必要过分担心。另外,初戴矫正器及每次复诊加力后,牙齿可能出现轻度不适、酸胀或疼痛,一般持续 2～3 天后即可减轻或消失。

17.矫正一般需要多长时间?

牙齿矫正的时间因人而异,通常青少年的矫正时间需要 1.5～2 年,成年人需要 2～2.5 年。影响矫正时间的因素很多,包括患者的年龄、本身错𬌗畸形的严重程度、选用的矫正方法以及患者的依从性等。

18.矫正间隔多久需要复诊一次?

固定矫治器一般 4～6 周复诊一次,医生通过判断患者临床情况对矫治器进行加力,牙齿加力后会有稍许不适,等 4～6 周力量释放殆尽,医生再进行下一次调整。隐形矫治器一般 2～3 个月复查一次,一年 4～5 次;不能及时复诊的患者,在能够遵医嘱,良好佩戴的前提下,可以一年复诊1～2 次,也就是半年或者一年复查一次。

19.托槽脱落、钢丝断裂需要及时复诊吗?

医生通过托槽和钢丝等正畸装置,对整副牙齿施加一定强度和方向的力,此时每颗牙齿受力较为均衡。托槽脱落或钢丝断裂后,原本合适的力可能会变成阻碍和破坏的力,并且很容易复发反弹,影响整个正畸治疗过程。因此,托槽脱落、钢丝断裂应立即联系主诊医生,及时处理,才能有利于牙齿矫正的效果。如果人在外地无法赶回,可在当地正规口腔医疗机构进行应急处理,回到主诊医生所在城市后应立即复诊。

20.矫正牙齿对脸型有影响吗?

部分因牙齿畸形影响到脸型的患者,矫正牙齿确实能起到改变脸型的效果,但并不是所有的牙齿矫正患者都能改变脸型,即使矫正牙齿没有改变脸型,整齐的牙齿也同样为颜值加分。

21.矫正牙齿会导致"牙套脸"吗?

"牙套脸"一般指长时间佩戴牙套后,出现了面部形态改变,主要表现为两颊凹陷、颧骨突出、太阳穴变凹、脸变瘦等。"牙套脸"出现可能有三个方面的原因,即咀嚼肌萎缩、增龄性变化和面部垂直高度增加。在牙齿矫正期间,由于患者无法咬硬物,致使咀嚼运动减弱,咀嚼肌萎缩,有时伴有颊部脂肪减少,会有"瘦脸针"的效果。对于颊部原本丰满的患者,丢失这些脂肪是好事,会令轮廓更加分明。30岁之前,几乎不用担心"牙套脸",因为此时脸上的"婴儿肥"足够对抗。30岁之后,即使没有整牙,面部脂肪也会逐渐减少,减肥、消瘦、年龄增长都会带来类似变化。体形偏瘦、本身颧骨较高、太阳穴凹陷的正畸患者可能会出现"牙套脸"。当然,即使是存在这些情况的患者,也没必要将"牙套脸"视为洪水猛兽。在矫正期间,多做一些肌肉功能训练,增加脂肪摄入,保持正常体重,在矫正结束后,咀嚼恢复正常,一段时间后,"牙套脸"就会有所改善。

22.牙齿矫正后会松动吗?

只要正畸方案设计合理,正畸加力的力量控制得当,矫正牙齿是不会造成牙齿松动的。在牙齿矫正过程中,牙周膜、牙槽骨等结构也会发生相应的改建,部分患者会出现牙齿轻度松动、酸胀不适、咀嚼无力等情况,这都是治疗过程中的正常反应。矫正结束后,这些现象都会消失,牙齿会恢复正常。因此,矫正牙齿不会造成牙齿松动。

23.牙齿矫正后,老了会容易掉牙吗?

当牙根周围的牙槽骨因为某些原因(如长期牙周病)而逐渐吸收时,牙齿便会松动。这种松动是病理性的。牙槽骨吸收越多,牙齿松动越厉害;当牙槽骨完全吸收时,牙齿便脱落了。目前在我国,牙周病的发病率在80%以上。人老了牙齿逐渐松动、脱落的主要原因就是牙周病。换句话说,人老了牙齿松动与牙齿矫正是没有关系的。事实上,牙齿矫治后排列整齐,有利于口腔清洁,可以辅助治疗牙周病。从这个意义上说,牙齿矫正可以预防人老后牙齿松动。因此,"牙齿矫正后,老了会容易掉牙"这种说法是不正确的。

24.拔牙矫治后会留有牙缝吗?

牙齿矫正就是给牙齿搬家,将牙从原有的位置移动到一个新的位置,而拔牙矫治正是需要利用拔牙产生的空间排齐牙列或回收前突的牙齿。因此,只要是规范的正畸治疗,一般情况下都能让牙齿最终排列紧密,恢复正常的牙齿邻接关系,不会留有牙缝。

25.有牙周炎可以矫正牙齿吗?

患有轻度牙周炎时要进行超声波洁治、龈下刮治,去除结石、肉芽组织,恢复牙周健康,消除牙龈肿胀、充血后再佩戴矫治器。如果患者有中重度牙周炎,牙槽骨明显萎缩,需配合进行引导组织再生术、牙周植骨术等恢复牙槽骨的高度,增强硬组织的支持,牙根相对稳固后再进行正畸矫治,防止牙根持续吸收,出现牙齿松动等。牙齿的正畸治疗可以排齐牙齿,形成稳定的咬合关系,防止食物嵌塞,降低牙周炎的发生,对牙周炎的控制和治疗有一定帮助。

26.戴牙套会腐蚀牙面吗?

牙齿矫正器使用口腔专用牙釉质黏合剂黏接在牙齿表面,并固定在清洁后的牙齿表面约两年。这是一种非常成熟的黏接技术,治疗结束取下矫正器后牙齿表面通常不会受到影响。事实上,所谓的腐蚀主要是由口腔卫生不良导致的托槽周围牙齿表面釉质脱矿造成的。口腔卫生差才是罪魁祸首。

27.做过根管治疗后还可以矫牙吗?

根管治疗是治疗牙髓病的常用手段,只要患牙做好根管,并不影响牙齿移动,因为牙齿移动是在矫治力的作用下引起牙周组织、颌骨在生理限度内的组织改建。

28.有烤瓷牙,矫治的话是不是需要全部拆除?

合格的单个烤瓷牙不需要拆除,托槽可以用氢氟酸酸蚀黏接,能承受矫治力而不脱落,不需要移动的固定桥也可以不拆除,如果需要固定桥中的基牙移动,多需拆除。若烤瓷牙做得不密合,根管治疗不完善,有牙周炎症,则必须拆除烤瓷牙,重新治疗基牙,待牙周炎症消除,完善基牙治疗后重新做树脂冠,待正畸治疗后,再进行永久修复——烤瓷牙修复。

29.隐形矫治时吃东西要注意什么?

一般情况下,需要摘下隐形牙套吃饭,吃完饭后刷牙或漱口,然后再戴上牙套。如果吃零食,也可戴牙套,吃完后多喝水冲掉牙套边缘的食物残渣,但必须每天晚上吃完饭后刷干净牙齿及牙套,以免发生龋齿。

30.什么是邻面去釉?

邻面去釉不同于片切,邻面去釉一般是针对第一恒磨牙之前的所有牙齿,而不是针对一两颗牙齿。去除釉质厚度一般不超过 0.25 毫米。

31.邻面去釉会损害牙齿健康吗?

一般不会。因为牙釉质厚度为 0.75~1.25 毫米,邻牙也存在正常的生理性磨耗,临床上常用去釉量和正常的生理性磨耗差不多。

32.邻面去釉以后会不会牙齿敏感?

正确的邻面去釉一般不会引起牙齿过敏。牙齿敏感一般是因为釉质过薄或牙本质暴露所致,去釉后一般牙面至少留有 1.5 毫米的釉质。

33.矫正牙齿为什么需要打支抗钉?

牙齿移动像拔河一样,如果拔河的一方把绳子绑在大树上,另一方就很难获胜。这个大树就相当于我们正畸中的支抗钉,有了支抗钉,后牙基本不会前移,前牙后移居多。

34.支抗钉是什么材质? 会不会引起过敏?

市面上支抗钉的材质主要为纯钛、钛合金、不锈钢及可吸收材料,这些材料已广泛应用于其他医学学科,到目前为止未有过敏报道。

35.打支抗钉疼吗?

植入支抗钉是一个有创操作,支抗钉直径一般为 1.2~1.8 毫米,植入过程创伤非常小,仅在打入少量局部麻药后即可植入,植入后一般疼痛仅持续几个小时,在以后正畸使用过程中一般不会疼痛,取出时多不需要任何麻醉,直接旋出即可。

36.支抗钉应该怎么护理?

保持良好的口腔卫生,特别是支抗钉外露部分周围的口腔卫生,主要是正确刷牙、漱口等,如果支抗钉周围发炎,可用 3% 的双氧水和生理盐水交替冲洗,一般不需服用药物。

37.支抗钉会不会松动? 松动了应该怎么办?

支抗钉已应用于临床十余年,据文献报道,其成功率超过 90%。个别情况下,支抗钉也会松动,松动后不必害怕惊慌,需把支抗钉收好,复诊时交给医生处理。

38.支抗钉什么时候取下来?

支抗钉一般于正畸结束时取出,也可在行使功能后取出,有时精调也需要使用支抗钉,因此推荐正畸结束时取出。

39.哪些人需要正畸-正颌手术联合治疗?

伴有严重骨骼畸形的错颌畸形,难以单纯正畸治疗,如严重的骨性"地包天"、骨性下颌后缩等。即使骨骼畸形达不到手术标准,如果患者要求高,也可以通过正颌手术提高正畸效果。正颌手术要在发育完成后进行,一般要在 18 岁之后,如果手术过早,有可能导致复发。

40.正畸-正颌手术联合治疗的大致流程如何?

先收集患者资料,包括病史、临床检查、影像检查、功能检查、模型分析,确定治疗方案;术前正畸,正颌手术,术后正畸,保持。

41.为什么正颌手术前要进行正畸治疗？

由于大多数正颌患者就诊时并不具备手术条件，通过术前正畸可以为手术创造条件，如一个严重下颌前突的患者，经分析下颌骨前突 10 毫米，因为上前牙唇倾，下前牙舌倾，反覆盖只有 3 毫米，如果不进行术前正畸，下颌骨只能后退 3~5 毫米，如果经过术前正畸，上前牙内收，下前牙直立，反覆盖会增加，这样下颌骨后退更多，面型改善更大。

42.正颌手术风险大吗？

正颌手术需要全麻，全麻有一定的风险。随着技术的提高，正颌手术风险已经非常低，与其他全麻手术没有区别。

43.牙齿矫正完成后会复发吗？

合理正确的正畸治疗一般不会复发。全面完整的正畸治疗应该包括合理有效的矫治计划和保持计划，矫治前、矫治中以及矫治后都应该充分考虑复发的因素，通过对可能造成复发的原因进行分析，从而指导矫治过程并选择合理稳定的保持方法。保持以后的最终效果才是评价矫治成功与否的最可靠标准。

44.牙齿矫正完成后需要注意什么？

牙齿矫正完成一般是指去除矫治器，去除矫治器只意味着主动矫治完成，不再需要定期看医生。矫治完成后要注意戴保持器，保持已取得的牙齿矫治效果。根据医师指导，可继续改正不良习惯、拔除智齿等，以防复发。

45.为什么矫治完成后需要佩戴保持器？

牙齿、牙弓、颌骨从错位的位置移动到正常位置，实际上是从一个稳定状态到另外一个不稳定状态，要让这个不稳状态最终达到结构与功能稳定、协调和一致，必须有一定的时间保持，任何科学、合理的治疗计划都应该包含保持的计划与设计，矫治和保持应相辅相成，缺一不可。常见复发的原因有：

（1）肌动力平衡的最终改建尚未完成，旧肌动力的改造和新肌动力的形成往往落后于牙颌形态的改造，矫治后形成的新的形态还可能受旧的肌动力平衡的影响，从而导致复发。

（2）牙周膜纤维张力未恢复平衡，牙周组织的改建需要 6 个月到 1 年左右的时间才能完成。

（3）𬌗的平衡尚未建立，牙齿到新位置后需要经咬合调整才能达到稳定状态。

（4）口腔不良习惯未破除，如口呼吸、咬唇等。

（5）生长型可能影响矫治效果，如有遗传倾向的"地包天"，虽然乳牙已经治疗，替牙期、恒牙期依然可能复发。

（6）第三磨牙的萌出，近中阻生的第三磨牙有推牙弓往前的力量，可导致牙齿不整齐，必要时可以拔除第三磨牙。

46.矫正完成后需要佩戴多久保持器?

矫正完成后一般需要戴一年以上保持器，前6个月全天佩戴保持器，以后3个月只晚上戴，再后3个月隔日晚上戴，再后隔两晚戴，逐渐不戴保持器。如果发现戴保持器牙齿发紧，说明有一定的复发，应改为全天戴保持器，并咨询正畸医师，找出复发的原因并去除。

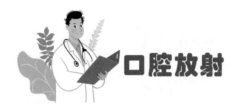

口腔放射

1.治牙病为什么要拍 X 线片？

拍摄 X 线片可以帮助医生了解病牙的准确位置,疾病的范围、程度,继而制定精确的治疗方案;肿瘤性疾病在口腔科也颇为常见,拍摄 X 线片或 CT 检查有助于明确肿瘤性质;对于牙齿排列不整齐及与口腔相关的骨骼畸形病例,拍摄 X 线片有助于分析畸形的机制,采取有效的矫正方法;口腔周围分泌唾液的腺体也会发生结石,X 线检查可以进行精准定位。

2.拍牙片对成年人的健康有危害吗？

绝对安全。X 射线与光和热同属电磁波的一种类型,相对后者,X 射线穿透力强,可能威胁健康,又被称为"电离辐射"。普通人生活在自然界中,即便不做任何医疗照射,每年也会受到约 3 毫希沃特的本底辐射。据研究,只有受到超过 100 毫希沃特的照射时,患癌概率才会增加。口腔颌面 X 射线检查的辐射剂量仅相当于此危险值的万分之 0.15 至万分之 15,因此拍片是绝对安全的。

3.育龄女性及孕产妇进行口腔 X 射线检查安全吗？

安全。口腔 X 射线检查时,头颈部为主要受照射部位且辐射量低,下腹部或盆腔器官吸收剂量为 0,对胚胎或胎儿几乎无危害,但从安全角度出发,医生仍然会为备孕女性及孕妇提供可靠的防护措施。因此,如果认为自己可能或已经怀孕,应在检查前告知医生。

4.哺乳期女性能做口腔 X 射线检查吗？

完全可以。因为拍片或 CT 检查均属于 X 射线外照射,不会造成任何体内放射物质残留,因此,对于哺乳期女性非常安全。

5.少年儿童做 X 射线检查安全吗?

安全。口腔 X 射线检查辐射量普遍较低,并且医生会根据患儿具体情况遵照相关国家标准文件实施综合性防护。

6.牙病治疗过程中为何需要反复拍牙片?

治疗牙病尤其在根管治疗过程中,需要在连续数周内反复拍牙片,用以测量根管长度及观察充填物位置,直接关系到治疗成功与否;牙片的辐射量极低,仅相当于 0.075 次胸部正位拍片,可以放心检查。

7.治牙时为什么要做 CT 检查?

传统的牙片存在影像重叠的缺陷,对于牙根纵裂、折断、隐裂,根尖炎症,畸形,种植牙等,远远无法满足诊断要求,因此需要进行牙 CT 检查。目前,口腔专用 CT 采用独特的放射技术,具有辐射量低(约相当于 0.019 次胸部 CT)、图像清楚的优点,因此口腔专用 CT 安全而高效。

8.腮腺造影是什么?

由于组织密度的缘故,常规 X 线拍片时腮腺不显影,因此,需要输注高密度造影药物辅助其成像,即腮腺造影。造影药物通过口腔黏膜上的腮腺导管天然开口注入,不需要穿刺,注入药物后腮腺膨胀,表现为耳垂周围区域软组织程度不一的酸胀感,疼痛并不明显。当然,对于某些特殊疾病引发的腮腺组织破坏,腮腺造影则可能引发轻度至中度的腮腺区疼痛。

9.口腔 X 射线检查时需要穿含铅防护服吗?

不需要,对于口腔 X 射线检查的辐射防护,有明确的国家标准(GB 130—2020),标准规定,大领铅橡胶脖套是受检者的常规防护用品。根据实际情况,可加用铅胶帽。

10.口腔 X 线检查可以"愿检尽检"吗?

不可以。虽然口腔 X 射线检查的辐射剂量低,安全性高,但是,电离辐射仍然危害受检者的身体健康。因此,口腔 X 射线检查应以辐射正当化、防护最优化原则为前提,由临床医生根据患者实际情况进行决定、选择。

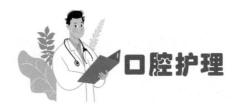

口腔护理

日常护理

1.如何预防新生儿唇裂、腭裂？

孕早期补充维生素 A、维生素 B_2 及叶酸；孕期应保持愉悦平和心情，避免精神紧张和情绪激动；避免接触电离辐射；避免过度劳累和外伤；戒烟戒酒；尽量避免感染病毒性疾病；禁止使用致畸药物如肾上腺激素、环磷酰胺、甲氨蝶呤、苯妥英钠、抗组胺药物、美克洛嗪、沙利度胺等。

2.如何早期发现口腔肿瘤？

当出现不明原因的面颈部淋巴结肿大，口腔内如牙龈、舌体、口底等反复出血，口腔内黏膜出现白色斑块，溃疡超过两周迁延不愈，面颈部出现不明原因的压痛与麻木等症状时，应警惕可能患有口腔肿瘤，及时去医院就诊。

3.为什么槟榔是一级致癌物？

槟榔质地较硬，咀嚼时容易造成口腔黏膜损伤。槟榔中的生物碱能使口腔黏膜过度增生及角化，进而纤维化，并导致口腔癌发生。

4.烟酒对口腔有危害吗？

吸烟、饮酒是口腔肿瘤的致病因素，烟油中含有苯并芘、N-亚硝基哌啶等致癌物质，吸烟者口腔癌的发病率比不吸烟者高。咀嚼烟叶比吸烟导致口腔癌的危害更大。酒与烟草有协同作用，酒精常被看作癌症的促进剂。

5.什么是鸟面综合征?

鸟面综合征是一种先天性遗传疾病,又称"颌骨发育不良"及"耳聋综合征"。鸟面综合征的主要特点是面部发育异常,脸似小鸟样,即眼睛比较小,鼻子为鹰钩鼻,且下颌骨发育不良(下颌骨过小),上眼睑下垂。

6.你的舌尖能伸出来吗?

舌系带是连接舌体和口底组织的一条系带,如果其长度过短,会导致舌头不能完全伸出,或者不能上卷。用力向外伸舌头时,舌尖会成"W"形,对舌头功能及发音均有影响。对于婴幼儿期的小朋友来说,会影响其吸吮功能,后期会影响卷舌音的发音。

7.小智齿惹大祸

智齿容易发炎,引起牙龈炎、牙周脓肿,并伴随疼痛、肿胀,感染可能波及周围组织,导致颌骨骨髓炎等。一旦成为骨髓炎,就有导致颌骨坏死的风险,需要清创甚至植骨。如果炎症扩散至颈部多间隙,可导致蜂窝织炎、多间隙感染、全身感染、菌血症等。因此,智齿不拔除有很大危害,要引起重视。

8.恒牙萌出而乳牙未掉该怎么办?

从6岁开始,孩子的乳牙逐渐脱落,恒牙相继萌出。正常的替牙过程应该是恒牙的牙胚位于乳牙的牙根方生长发育,会顶住乳牙的牙根部,导致乳牙牙根部吸收松动,最后乳牙脱落,恒牙从乳牙原来的位置上生长出来。有时乳牙未脱落,恒牙即从乳牙的外侧或内侧萌出,形成"双层牙"。此时,可先鼓励孩子多吃硬性食物,如玉米、苹果、坚果类、牛肉等,促进乳牙脱落。如果乳牙迟迟不掉,就需要找医生将滞留的乳牙拔出,给恒牙留出位置,以免影响恒牙生长发育。

9.为什么洗牙后牙缝变大了?

洗牙的目的主要是去除牙齿和牙缝里的牙结石,以及附着在它们表面的牙菌斑。长期堆积的牙结石会把牙缝塞满,使牙龈萎缩;牙龈的炎症会导致牙龈肿胀,填塞牙缝。洗牙可去除牙结石,牙龈肿胀也逐渐消退,所以会感觉牙缝变大。洗牙后牙缝变大是牙周疾病造成的一种错觉,一定要重视。

10.清水或盐水漱口能代替刷牙吗?

清水或盐水漱口可以简单快速地清除口腔内的食物残渣,对口腔有清洁功能,可暂时减少口腔内的细菌,但不能起到抑菌作用。刷牙可以将隐藏在牙齿缝隙中的残渣清除,还能有效清理牙菌斑,避免牙龈炎、牙周炎的发生。如果需要漱口,最好在口腔医师指导下选择合适的漱口水。但是,漱口只能作为刷牙之外的日常口腔护理的辅助手段,不能代替刷牙。

11.怀孕前要做口腔检查吗?

口腔检查一般一年一次,准妈妈在怀孕前更要到正规医院的口腔科进行一次全面的口腔检查。妊娠期是特殊时期,怀孕期间女性激素水平、免疫系统及饮食习惯改变,可能导致孕妇增加牙龈炎、牙周炎和龋齿等感染性疾病的发生,对胎儿的发育也会有影响。因此,孕前彻底治疗口腔疾病,检查是否有龋齿、牙周炎,是否应该拔除残根和经常发炎的智齿,可减少孕期牙病的发生,消除后顾之忧。

12.如何防治"地包天"?

"地包天"虽然不会对身体健康产生太大影响,但会影响容貌与牙殆功能。一种是由于先天性因素,如遗传、胚胎发育异常。另一种是由后天因素导致,如婴幼儿期慢性营养不良,维生素 D 缺乏,导致佝偻病,引起下颌骨发育畸形;儿童时期不良习惯,如咬铅笔、咬上唇、咬指甲等,婴儿期错误的喂养方式也可导致下颌骨向前发育。因此,为了预防出现"地包天",婴幼儿期应保持正确的喂养姿势,儿童期应纠正不良习惯。最后,应早发现、早治疗,在乳牙期就开始治疗,对孩子的生理、心理发育都有帮助。

13.腮腺肿物术后为什么会口歪眼斜?

腮腺区面神经分布较多,肿瘤切除过程中,虽然会保护神经,但牵拉术后可能会出现暂时性面神经损伤,最直观的表现就是面瘫,如口歪眼斜,这也是腮腺肿物术后最常见的并发症之一。如果神经只是因为牵拉受损,而没有断裂,则可使用营养神经的药物,也可进行局部按摩、理疗、针灸治疗,多数在术后 3～6 个月内恢复。

14.为什么不吃糖照样会得蛀牙?

牙齿发生蛀牙是由细菌感染所致,其主要形成原因是牙菌斑。每次进食后,牙菌斑中的细菌会和食物中的糖分或淀粉发生化学作用,产生腐蚀牙齿的酸性物质。久而久之,牙齿的珐琅质便会被破坏,形成比较脆弱的小蛀斑,若继续恶化则会形成牙洞,即蛀牙。因此,蛀牙是从小蛀斑发展而来的,是牙齿被逐渐腐蚀的结果。情况严重时,蛀牙会导致牙齿坏死和脱落。

15.为什么饭后用牙签剔牙不好?

很多人吃完饭后喜欢用牙签剔牙,这样做好不好呢?要知道,食物嵌塞对牙齿的危害很大,滞留的食物残渣会对牙龈产生刺激,如果嵌塞的时间比较长,还会引起牙周组织发炎。用牙签剔牙能够防止食物残渣对牙齿的破坏,但牙签常常又会对牙龈组织造成伤害。因为我们所用的牙签是木质的,表面虽然经过抛光,但通过放大镜观察,可以看见牙签表面有粗糙的突起,用这种牙签去除食物残渣,容易损伤牙龈,造成牙龈出血、发炎。因此,最好用牙线清理嵌塞在牙缝中的食物。

16.为什么乳牙坏了还要补?

常听到一些家长说:"孩子的乳牙坏了,反正要换的,可以不补。"甚至有些家长认为:"乳牙坏了,拔掉算了。"这些说法都是不正确的。乳牙从开始萌出到完全脱落,在儿童口腔内要存留6~10年的时间,这一阶段正是儿童生长发育最重要的时期。乳牙较恒牙容易龋坏,而且发展较快,破坏较广,不仅可以导致牙齿崩溃,还可带来局部甚至全身性危害,如牙排列不齐、特纳牙、牙髓炎、慢性根尖周炎、儿童肾炎、风湿热等。随着龋齿数增加,会导致儿童体质下降。由此可见,若乳牙龋坏,一定要及时补,不仅可保持乳牙列完整,而且与继承恒牙的正常发育也有着直接的联系。

17.牙齿为什么会变黄?

为什么有人牙齿洁白如玉,有人牙齿却发黄呢?其实,不用过分担心,这是正常的,因为健康的牙齿应该是带有半透明光泽的象牙色,与雪白色相比,是略偏淡黄的。有些牙齿本身并不黄,但由于不注意口腔卫生,以及长期饮用茶、咖啡或吸烟,这些外在的因素造成牙齿发黄。只要重视口腔卫生,每天坚持正确的刷牙方法,并且每三个月至半年去口腔医院进行一次专业的洗牙,则可以避免牙齿发黄。对于在牙齿"发育"期维生素 A、维生素 C、维生素 D 以及钙、磷缺乏,严重的消化不良,妊娠或是 8 岁以下的小孩服用四环素类药物造成的牙齿着色,可以通过漂白或制作贴面、牙冠等让牙齿变得漂亮。

18.为什么牙齿会有各种形状?

我们的牙齿有的是扁的,有的是尖的,还有的是圆的。门牙又叫作"切牙",一共有四对,是负责切断食物的,所以门牙长得又扁又宽的,就像菜刀一样,可以切断食物。在嘴角两边各有一对尖尖的牙齿,叫"尖牙",有撕碎食物的功能。后牙,左、右、上、下一共 20 颗,是圆的,像盘子一样,也叫作"臼齿"。把它们看成磨豆腐的磨盘更为恰当,因为它们长得很圆,上面还有许多凹沟,上下牙一咬一磨,食物就会被嚼碎磨细,因此我们还把后牙叫作"盘牙"。牙齿长得不一样是因为它们各自分工不同,所以形态也存在差别。

19.为什么人睡觉时会磨牙?

从医学的角度来说,睡觉时磨牙称为"睡眠相关性磨牙"。在睡眠状态下,磨牙声通常由旁人发现,表现为叩齿或口颌肌阵挛,可有牙齿切缘磨损、咬肌肥大,咬肌、颞肌、翼肌胸锁乳突肌乳突端疼痛或压痛,颞下颌关节疼痛或压痛,存在功能障碍,牙齿对冷或热饮食、空气敏感等。其病因尚不明确,包括心理因素(如生活压力、焦虑等)或过度睡眠觉醒反应,可以为原发的功能失调,也可继发于神经系统疾病(如口腔迟发性运动障碍、下颌肌张力障碍、帕金森病、舞蹈病、面肌痉挛、癫痫、睡眠肌阵挛、脑卒中、痴呆等),有时与某些药物的使用或停用相关。大部分患者儿童期发病,无明显性别差异,随着年龄增长,症状逐渐减轻,少部分患者症状会持续存在。老年人的睡眠相关性磨牙多与其他运动障碍病(如帕金森病、快眼动睡眠期行为障碍)和老年痴呆相关。

20.什么是牙结石?

牙结石是指附着在牙齿表面的钙化块。它是在牙齿表面的牙菌斑基础上,由唾液中矿盐沉积逐渐钙化而形成的。如果不刷牙或不认真刷牙,牙菌斑就会堆积,逐渐形成很厚的、粗糙的堆积物,称为软垢。时间长了,软垢会与唾液中的矿物质结合、钙化,形成结石,如同水壶里的水锈,因此,牙结石俗称"牙锈"。一般人多多少少会有些牙结石,而下牙的舌侧是最容易形成牙结石的地方。由于牙石表面附着大量菌斑和细菌毒素,可造成牙龈炎症,另外,牙石本身坚硬粗糙,对牙龈有机械刺激,是引起牙龈出血、牙周袋加深、牙槽骨吸收和牙周病发展的重要因素,因此要及时去除牙石。

21.为什么拔牙后缝合不缝合都可以?

拔牙后需不需要缝合,需要看具体情况。因为拔牙后牙龈对损伤的修复能力很强,拔牙后的局部组织缺损,会很快由牙龈组织修复填充,但拔除后形成的局部空洞一般需 4 周左右才能完全修复。如果创口小,不需要缝合,咬住棉球或小纱布半小时后吐掉就可以。如果撕裂严重,遗留的空洞太大,是需要缝合的,缝合线一般 1 周左右拆掉。

22.颌骨囊肿术后为什么容易复发?

颌骨囊肿顾名思义就是在颌骨内形成的肿块。临床上该病进展较缓慢,主要表现为颌骨膨大。根据囊肿组织来源,可分为牙源性颌骨囊肿和发育性颌骨囊肿。牙源性颌骨囊肿主要与牙齿疾病有关,常见龋齿、根尖周炎、牙髓炎等牙周疾病,如果没有得到及时治疗,就会引发颌骨囊肿;发育性颌骨囊肿是由发育过程中残留的上皮发展而来,所以往往无法预防。除较为简单的含牙囊肿,大部分囊肿都有复发概率,尤其是颌骨角化囊肿。颌骨角氏囊肿常呈多发状态,有可能一个患者在同一时期内,整个颌骨内有多个角化囊肿出现。因此,即使做了手术,也有可能出现颌骨囊肿迅速复发,手术后还要做好精心的护理,术后禁食酸辣刺激性食物,尽量避免反复炎症刺激。

23.儿童过早吃过硬食物会引起牙齿畸形吗?

不会。为了防止孩子发生面颌畸形、牙齿不齐等,在儿童时期不可偏食细软食品,而要经常吃一些富有食物纤维、粗糙耐嚼的食物,如各类肉干、玉米、水果、萝卜及锅巴等。这些食品可以提高咀嚼肌的咀嚼力量,刺激颌骨发育。在儿童生长发育期,由于儿童的食品越来越精细,如奶制品、面包、米饭、馒头等食品,致使孩子咀嚼功能减弱,同时孩子也越来越懒得咀嚼硬东西,这使得孩子的牙齿和口腔内外的肌肉得不到应有的锻炼,导致肌肉无力、萎缩,进而颌骨也不能很好地发育。牙齿畸形除了与饮食习惯有关,还和一些不良习惯如咬铅笔、吮吸手指等有关。因此,家长如果发现孩子有不良习惯,应及时给予指正。

24.漱口水种类较多,选什么样的比较好?

超市或药店漱口水琳琅满目,购买者往往眼花缭乱。漱口水大致可以分为两种,即保健型漱口水和治疗型漱口水。保健型漱口水更容易被购买者接受。保健型漱口水能除去口腔内食物残渣和部分软垢,暂时减少口腔内细菌数量,主要成分为口腔清新剂,有改善口臭、预防口腔异味作用。使用保健型漱口水无须特殊指导,没有使用限制。治疗型漱口水可以预防和控制牙周组织炎症,多用于牙周病、口腔黏膜病、口腔手术后的辅助性治疗。治疗性漱口液虽然可以预防和控制牙周组织炎症,但长期使用会导致口腔内菌群失调,反而不利于口腔健康,需要在医生的指导下选择性使用。

25.如何有效防护放射性粒子植入术后辐射?

碘-125 粒子半衰期约为 60 天,即 60 天后,辐射衰减到原来的一半,粒子植入术后患者在 90 天后体表基本测不到辐射。做到以下三方面即可有效避免辐射:

(1)距离防护:碘-125 粒子属于放射性物质,其辐射随着距离的增加而减少,而其组织间的有效距离为 1 米,故距离防护最为简便。

(2)屏蔽防护:对近距离粒子植入者来说,穿戴防护用品是最好的防护措施。

(3)时间防护:尽量缩短近距离接触时间,避免受照时间过长。需要注意的是,粒子植入以后不要接触儿童和孕妇,或者是与之保持 1 米以上的距离。短时间内接触不会有特别的影响。

26.选择儿童牙膏有什么特别要求吗?

儿童牙膏种类繁多,可以从以下几方面进行选择:

(1)看种类:儿童不宜使用成年人的牙膏,从磨料、口味到剂量来说,成人牙膏不适合孩子,容易损伤孩子牙齿。成人牙膏大多含有较为复杂的成分,有可能会对孩子的口腔健康产生不良影响。

(2)看包装:应选密封性好的牙膏,牙膏盖的密封性若不好,容易滋生细菌,导致膏体内的化学物质氧化变质。

(3)看成分:应尽可能使用含氟量较低的儿童牙膏,或者选择不含氟的牙膏。查看成分表,一般水果味的儿童牙膏均含有香精,对孩子的健康是不利的,很容易影响儿童的味觉发育,甚至刺激呼吸道和消化道。

(4)亲体验:水果口味的牙膏可以使孩子乐于刷牙,但也可能导致孩子吞食牙膏,造成伤害。应选择泡沫较少的儿童牙膏,泡沫较多的儿童牙膏,其含皂量也比较多,很容易刺激孩子口腔黏膜,还容易破坏唾液中的酵酶。另外,泡沫较多容易让孩子感到恶心,漱口也不太容易漱得干净、彻底。

27.儿童牙齿错殆畸形矫正越早越好吗?

若孩子出现牙齿错殆畸形,要选择最佳时间进行治疗,因为孩子身体恢复能力比较强,儿童期进行矫正效果是最好的,一旦错过最好时机,以后的牙齿发育会受到影响。常见牙齿错颌畸形的原因主要有二:一是先天性遗传因素;二是后天环境因素,如张口呼吸。有些牙齿畸形为假性错殆畸形,如儿童在两岁时还没有建殆,可能会出现假性反殆,这种情况是不需要治疗的。

术后护理

1.口腔颌面部肿瘤粒子植入术后有什么注意事项?

患者出院后,体内粒子仍处于半衰期内,应禁止其到人群密集的公共场所活动。孕妇及儿童不得与患者住在同一房间,配偶应与患者分床睡。患者术后半年内应控制与家属接触的时间、距离(应保持至少1米距离),不要让家属站在粒子植入一侧,患者不要接触或拥抱儿童,重视屏蔽防护。进行影像学检查时,不建议使用核磁共振检查。如出现粒子脱落,应将粒子放入密封的金属器皿中,不要随便丢弃。出现异常应立即电话通知医生,及时复诊,定期复查。

2.舌系带短患儿术后怎样进行舌根音训练?

因疾病原因,患者不能正确发出舌根音,手术治疗后要及时进行语音功能训练,改善发音状况。1~2周岁为最佳手术年龄,8岁以后语言习惯已经形成,此时再纠正发音比较困难,需要长期语音康复训练。语音训练方法包括:

(1)辨听方法:引导家属学会辨听正常语音与不良习惯或代偿语音的区别,可采用播放录音进行对比,也可以前后示范发音进行对照,找出其中区别。对于年龄较小的患儿,指导家长学会辨听,以便在家庭训练中进行纠正。

(2)行为疗法:运用口腔模型及图片向患者讲解发"g""k"时唇、齿、舌、腭的关系,同时治疗者在镜子面前示范发音,由患者模仿,对于年龄较小的患者,使用通俗易懂的语言和方式帮助其理解。

(3)语言训练顺序:根据语音发育的顺序,从简单到复杂。例如,音素、音节、词组、句子,使患者形成无意识正确发音的习惯。

(4)训练方式:每天训练1~2次,每次30分钟到1小时。

3.颌骨骨折术后如何进行张口训练?

(1)开口度:根据患者张口时上、下中切牙切缘之间的距离分类,正常人的张口度约相当于自身食指、中指、无名指三指末节合拢时的宽度,平均约为3.7厘米。

临床上,张口受限分为四度:①轻度张口受限:上、下切牙缘间仅可置两横指,2~2.5厘米。②中度张口受限:上、下切牙缘间仅可置一横指,1~2厘米。③重度张口受限:上、下切牙缘间不足一横指,1厘米以内。④完全性张口受限:完全不能张口,也称"牙关紧闭"。

(2)训练原则为"主动加被动,等张与等长"。

(3)训练方法:

1)伤后早期功能训练:在伤后1~2周,患者受伤部位处于肿胀和疼痛阶段,局部软组织还未得到修复,因此,此期的主要训练是配合医生进行消肿、止痛等药物治疗。对于未合并其他伤的清醒患者,鼓励其下床活动,予半卧位休息,减轻组织肿胀。此期患者由于疼痛不愿意做张口训练,处于手术前期,无颌间牵引,可引导患者做前伸运动、侧方运动及张口训练。前伸运动训练方法是为患者准备一面镜子,嘱患者做下颌前伸运动,医生在床边进行辅导,必要时用双手轻托下颌辅助运动,让患者的下颌尖牙位于上颌切牙之前即可。侧方运动训练类似前伸运动训练,嘱患者努力用下颌做侧方运动,让患者的下颌第一前磨牙舌尖位于上颌第一前磨牙颊尖的颊侧即可。因患者本来就存在不同程度的张口受限,做张口训练时应让患者尽可能张口,以患者的感受为主,达到最大限度即可。每日多次锻炼,每次约10分钟。通过功能锻炼,可促使患者气血运行,防止局部肌肉萎缩、关节粘连强直。

2)伤后中期功能训练:颌面部骨折伤后3~5周,随着骨折愈合,颞颌关节的活动次数及强度逐渐增加,此时患者颌面部肿胀已消退,能行手术治疗的患者已行手术治疗。手术后患者会行颌间牵引,在牵引期间,患者只能像前期一样行小范围练习。术后一周拆线,必须加强张口和颌面肌生理功能训练。可以使用不同大小的张口训练器,从后牙区置入,左右侧交替进行,根据患者的张口度来判断放入的大小,每日 5～6 次,每次 20～30 分钟,注意动静结合。首先,患者表情平静,用双手自上而下轻柔按摩全面部表情肌 3～5 分钟;然后依次进行皱眉、闭眼睛、瞪眼睛、提鼻子、鼓腮及各种口型运动,每次 5 分钟;最后进行神经功能受损区表情肌运动强化训练,每次 3 分钟。如此每天训练 5 次以上。锻炼过程中应注意动作缓慢柔和、活动范围由小到大。无论主动开口锻炼还是开口器被动锻炼,都应慎重,应注意询问患者的感受并观察患者表情,严防再次骨折。

3)伤后后期功能训练:于伤后 6～10 周进行,该时期患者损伤的软组织已修复,骨折部的骨痂也已修复,有些骨折已临床愈合。此期患者基本已出院,医生应交代患者此期进行功能锻炼,以恢复正常张口度及巩固咬合为主,手术已恢复了患者的咬合关系,应继续行前一阶段的张口练习,预防因瘢痕形成而无法张口。进食普通食物,忌咬骨头及硬物。每日用开口器辅助开口,循序渐进地进行功能锻炼,至张口度达到本人 3 横指为宜。

4.口腔术后患者如何正确漱口?

正确选用漱口水后,掌握正确的漱口方法也很重要。漱口的效果与漱口的时间、含漱的力量和次数有关。漱口的时间最好在刚刚进食后,因为这时可有效将食物残渣从牙齿表面或牙缝里冲洗出来,减少口腔内的细菌,并能减弱细菌的生长繁殖。先将清水含在口内,鼓动两腮与唇部,使清水在口腔内能充分与牙齿、牙龈接触,并利用水的力量反复冲洗口腔各个部位,尽可能清除掉留存在牙齿的小窝小沟、牙间隙、牙龈、唇颊沟等处的食物残渣和软垢,使口腔内的细菌数量相对减少,从而达到清洁口腔的目的。然后,含约 10 毫升漱口水,用上述方法漱口 1 分钟,漱完后不要再用清水漱口,让漱口水在口腔内发挥作用。

5.智齿拔除后如何护理?

拔牙后咬住纱布半小时,半小时后轻轻吐出。拔牙 24 小时内不要漱口,否则可能会导致出血。麻药消失后会感觉疼痛,必要时可遵医嘱服用镇痛药物。

6.颌面部骨折术后如何进行饮食护理?

颌骨骨折术后饮食类型为流质饮食。流质饮食是指无渣的液体食物,如可以不用咀嚼直接吞咽的水状食物,具体包括豆浆、牛奶、果汁、蛋白粉、芝麻糊,以及用料理机搅拌碎的各种食物。为了增加营养,建议每日多次饮用,可每 2～3 小时进食一次。另外,为了保证上下牙咬合关系恢复,医生往往会在术后为患者牵引上下颌,牵引会使开口受限。因此,牵引后建议使用吸管进食。

7.唇裂患者术后如何护理?

(1)保持患儿呼吸道通畅:术后患儿平卧时,头偏向一侧。及时吸出口、鼻腔内的分泌物。为了避免舌后坠发生窒息,有的患儿会在舌尖部穿一线,返回后要固定在口角旁。

(2)预防感染:患儿进食时,尽量不要污染刀口,进食后漱口,保持口腔清洁。及时清除鼻腔内的分泌物,以免污染刀口。

(3)保护刀口:患儿大声哭闹可能会导致刀口裂开,应定点喂食,避免患儿因饥饿而哭闹。避免抱患儿到高处或危险处站立,以免撞伤或摔伤刀口。睡眠时使用床档。为防止患儿用手抓伤伤口,必要时可约束患儿双上肢。

(4)饮食护理:加强营养,进食易消化、高蛋白、高维生素的流质饮食,2 周后改为半流质饮食,1 个月后才可以吃普通食物。因刀口疼痛,多数患儿可能拒食,应少量多次进食。

8.鼻胃管置管后如何护理?

(1)对于不能自行经口进食的患者,可给予鼻胃管供给食物和药物,以维持患者的营养和治疗需要。鼻胃管经一侧鼻腔置入胃内,并在鼻翼处固定,一般成人置入长度为 45～55 厘米,根据鼻胃管的材质,其在患者体内的留置时间亦不同。如长期鼻饲需定期更换胃管时,可以晚间拔管,次晨再从另一侧鼻孔插入。

(2)每次注入食物前,都应抽吸胃液以确定胃管在胃内及胃管是否通畅。抽吸见少量胃液后,可先注入少量温开水,可以润滑管腔,防止鼻饲液黏附于管壁。每次鼻饲量不超过 200 毫升,两次鼻饲间隔时间大于 2 小时。每次注入前要测试温度,以 38～40 ℃为宜。新鲜的果汁与牛奶应分别注入,防止产生凝块。服用的药片应充分溶解后再注入。注入过程要避免灌入空气,以免引起腹胀。鼻饲完毕后,再次注入少量温开水,可冲净胃管,防止鼻饲液积存于管腔中变质,导致胃肠炎或管腔堵塞。

(3)鼻饲注食时可选择坐位或半坐位,如长期卧床患者,鼻饲后保持原卧位20～30 分钟,以免翻身后呕吐、反流及误吸。如鼻饲过程中出现恶心、呕吐等不适,应立即停止鼻饲,并使患者头偏向一侧,以免误吸。

(4)长期鼻饲患者应每日进行两次口腔护理,保持口腔清洁。

(5)对于使用肠内营养泵的患者,个人不要随意调节泵入速度,持续滴注2～4小时可用温开水冲洗管道,防止堵塞。滴注过程中如出现不适,应立即暂停滴注。

(胡艳　赵延芳　王维香　祁惟遥　魏银萍)

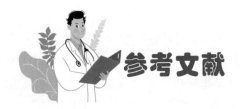

参考文献

1.周学东.牙体牙髓病学[M].5 版. 北京:人民卫生出版社,2020.

2.孟焕新.牙周病学[M].3 版.北京:人民卫生出版社,2009.

3.陈谦明. 口腔黏膜病学[M].5 版. 北京:人民卫生出版社,2020.

4.华红. 现代口腔黏膜病学规范诊疗手册[M]. 北京:北京大学医学出版社,2022.

5.葛立宏.儿童口腔医学[M].4 版,北京:人民卫生出版社,2012.

6.卞金有.预防口腔医学[M].5 版.北京:人民卫生出版社,2008.

7.皮昕.口腔解剖生理学[M].6 版.北京:人民卫生出版社,2008.

8.葛均波,徐永健,梅超林,等.内科学[M].8 版.北京:人民卫生出版社,2013.

9.邱蔚六.口腔颌面外科学[M].北京:人民卫生出版社,2020.

10.郭传瑸,张益.口腔颌面外科学[M].北京:北京大学医学出版社,2021.

11.张志愿,石冰,张陈平.口腔颌面外科学[M].8 版.北京:人民卫生出版社,2020.

12.俞光,高岩,孙勇刚.口腔颌面部肿瘤[M].北京:人民卫生出版社,2002.

13.毛天球.口腔科急症诊断与治疗[M].北京:世界图书出版公司,2002.

14.薛振恂,刘彦普.口腔颌面外科临床实习手册[M].北京:人民军医出版社,2002.

15.胡静,王大章.正颌外科[M].北京:人民卫生出版社,2006.

16.赵志河.口腔正畸学[M].7 版.北京:人民卫生出版社,2010.

17.中华口腔医学会口腔预防医学专业委员会牙本质敏感专家组.牙本质敏感的诊断和防治指南(2019 修订版)[J].中华口腔医学杂志,2019,54(4):223-227.

18.章靖,苏冠华,张晓东,等.心血管疾病患者口腔诊疗风险防范专家共识

(2022 版)[J].中华口腔医学杂志,2022,57(5):462-473.

19.中华口腔医学会.维护牙周健康的中国口腔医学多学科专家共识(第一版)[J].中华口腔医学杂志,2021,56(2):127-135.

20.中华口腔医学会儿童口腔医学专业委员会,中华口腔医学会口腔预防医学专业委员会.婴幼儿龋防治指南[J].中华口腔医学杂志,2021,56(9):849-856.

21.中华口腔医学会牙周病学专业委员会.重度牙周炎诊断标准及特殊人群牙周病治疗原则的中国专家共识[J].中华口腔医学杂志,2017,52(2):67-71.

22.中华口腔医学会口腔美学专业委员会.口腔美学修复中瓷贴面技术专家共识[J].中华口腔医学杂志,2021,12:1185-1190.

23.中华口腔医学会口腔美学专业委员会,中华口腔医学会口腔材料专业委员会.全瓷美学修复材料临床应用专家共识[J].中华口腔医学杂志,2019,54(12):825-828.

24.中国居民口腔健康指南[J].口腔颌面修复学杂志,2013,14(4):251-256.

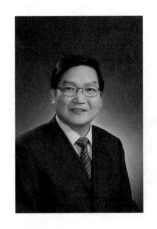

跋　健康科普——开启百姓健康之门的"金钥匙"

从医三十多年，每天面对那么多患者，我在工作之余常常思考，如何让人不生病、少生病，生病后早诊断、早治疗、早康复。这样既能使人少受病痛折磨，又能减少医疗费用，还能节约有限的医疗卫生资源。对广大医者而言，如此重任，责无旁贷。

《黄帝内经》说，上医治未病、中医治欲病、下医治已病。老子曾说："为之于未有，治之于未乱。"这些都说明了疾病预防的重要性。

做医学科普有重要意义，是一件利国利民、惠及百姓的大事。在大健康时代，医者不仅要掌握精湛的医术，为患者治病，助患者康复，还应该积极投身健康科普事业，宣传和普及医学知识，引导大众重视疾病的预防，及早诊断和规范治疗。因此，近年来我逐步重视科普工作。

记得小时候，每每遇到科学上的困惑，我就去翻"十万个为什么"这套书，从中寻找答案。那么，百姓对身体健康产生疑问，有无探寻答案的去处？在多年的临床工作中，我常常碰到患者对疾病一知半解或存在误解的情况。我心里很清楚，患者就医之前往往会先上网搜索，可是网上的信息鱼龙混杂，不少内容缺乏科学性、权威性，患者被误导的情况时有发生。当患者遇到困惑时，能否从权威的医学科普书籍中找到答案？我曾广泛查阅，了解到有关医学科普方面的书籍虽然种类繁多，但良莠不齐，尤其成规模、成系统的丛书更是鲜见，于是，我萌发了编写本丛书的想法，并为这套书取名"医万个为什么——全民大健康医学科普丛书","医"与"一"同音,一语双关,"全民大健康"是我们共同的心愿和目标。

朝斯夕斯,念兹在兹。我多方征求相关专家意见,反复酝酿,最终达成一致意见,大家都认为很有必要编写一套权威的健康科普丛书,为百姓答疑解惑。一个时代,有一个时代的使命;一代医者,有一代医者的担当。历经一整年的精心策划和编写,"医万个为什么——全民大健康医学科普丛书"终于付梓了。大专家写小科普,这套书是齐鲁名医多年从医经历中答患者之问的精华集锦,是对百姓健康的守护,也是对开启百姓健康之门的无限敬意。

物有甘苦,尝之者识;道有夷险,履之者知。再伟大的科学家也有进行科普宣传的责任。"医万个为什么——全民大健康医学科普丛书"要做的就是为百姓答疑解惑、防病治病,让医学科普流行起来。

丛书编纂毫无疑问是个复杂的系统工程,自 2021 年提出构想后,可谓一呼百应,医学专家应者云集。仅仅不到一年的时间,我们集齐了近千名作者,不舍昼夜努力,撰写完成卷帙浩繁、数百万字的书稿,体现了齐鲁医者的大使命、大担当、大情怀。图书是集权威性、科普性、实用性以及趣味性为一体的医学科普精粹,对百姓健康来说极具实用价值,也是落实党的二十大报告"把保障人民健康放在优先发展的战略位置,完善人民健康促进政策"的医学创举。

在图书编写过程中,我们着力做到了以下两点:

一是邀请名医大家执笔。山东省研究型医院协会自成立起,就在学术交流、人才培养、科技创新、成果转化、服务政府和健康科普教育等方面做出了一定的成绩,尤其在健康科普方面积累了丰富经验,并打造了一支高水平的科普专家团队。本套丛书邀请的都是相关专业的名医作分册主编,高标准把关。由于医学专业术语晦涩难懂,如何做到深入浅出、通俗易懂,既能讲明医学知识又符合传播规律是摆在我们面前的难题。有些大专家学识渊博且有科普热情,不过用语太过专业;年轻医生熟悉互联网传播特点,但专业的深度有时候略显不足。所以我们采用"新老搭配"的方法,在内容和语言风格上下功夫,力求呈现在读者面前的内容"一看就懂,一学就会"。

二是创新传播形式。我们邀请专业人士高标准录制音频,把全书内容分章节以二维码的形式附在纸质图书上,以视听结合的方式呈现,为传统科普注入新鲜活力。二维码与纸质科普图书结合,让读者随时扫码即可聆听,又能最大限度拓展纸质科普书的内容维度,实现更广泛的科普,让"每个人是自己健康第一责任人"的宗旨践行得更实、更深入人心,无远弗届!

有鉴于此,我要以一位老医学工作者、医学科普拥趸者的身份衷心感谢和赞佩以专家学者为首的作者队伍的倾情付出。

还要特别感谢张运院士、宁光院士为本丛书撰文作序,并向为图书出版付出心力的编辑以及无数幕后人的耕耘和努力表示衷心感谢,向你们每一个人致敬!

念念不忘,必有回响。衷心希望"医万个为什么——全民大健康医学科普丛书"能为千家万户送去健康,惠及你我他,为健康中国建设助力。

山东省研究型医院协会会长　胡三元

2023 年 5 月

胡三元,医学博士,二级教授,主任医师。原山东大学齐鲁医院副院长、山东第一医科大学第一附属医院院长。现任山东大学齐鲁医院、山东第一医科大学第一附属医院普通外科学学术带头人,山东大学特聘教授、山东大学和山东第一医科大学博士研究生导师;山东省"泰山学者"特聘教授、卫生部和山东省有突出贡献中青年专家、山东省医学领军人才,享受国务院政府特殊津贴。

对中国腔镜技术在外科领域特别是肝胆胰脾外科中的创新应用与规范推广、"腹腔镜袖状胃切除术＋全程化管理"治疗肥胖症与 2 型糖尿病体系的建立和国产腔镜手术机器人的研发做出了突出贡献。荣获国家科技进步二等奖、中华医学科技奖一等奖、山东省科技进步一等奖等 10 余项科技奖励。

主要社会兼职:中国医师协会外科医师分会副会长;中华医学会外科学分会委员、腹腔镜内镜外科学组副组长;中华医学会肿瘤学分会委员;中国研究型医院学会微创外科学专业委员会主任委员;中国医药教育协会代谢病学专业委员会主任委员;中国医学装备协会智能装备技术分会会长;山东省医学会副会长、外科学分会主任委员;山东省医师协会腔镜外科医师分会主任委员;山东省研究型医院协会会长。